BATIDO DESINTOXICANTE LIBRO DE COCINA

100 RECETAS SIMPLES Y FÁCILES

Alicia Medina

Reservados todos los derechos.
Descargo de responsabilidad

La información contenida en este libro electrónico pretende servir como una colección completa de estrategias exploradas por el autor de este libro electrónico. Los resúmenes, estrategias, consejos y trucos son únicamente recomendaciones del autor, y leer este libro electrónico no garantiza que sus resultados reflejen con precisión los hallazgos del autor. El autor del libro electrónico ha hecho todos los esfuerzos razonables para proporcionar información actual y precisa a los lectores del libro electrónico. El autor y sus colaboradores no serán responsables de los errores u omisiones involuntarios que puedan encontrarse. El material del libro electrónico puede contener información de terceros. Los Materiales de Terceros contienen opiniones expresadas por sus propietarios.

El libro electrónico tiene Copyright © 2024 con todos los derechos reservados. Es ilegal redistribuir, copiar o crear trabajos derivados de este libro electrónico, total o parcialmente. Ninguna parte de este informe puede reproducirse ni redistribuirse de ninguna forma sin el permiso expreso y firmado por escrito del autor.

TABLA DE CONTENIDO

TABLA DE CONTENIDO 3
INTRODUCCIÓN 7
BATIDOS Y BATIDOS DE PROTEÍNAS 8
   1. Batido proteico de bayas y plátano 9
   2. Súper batido de espinacas y frutos rojos 11
   3. Batido de manzana y cereales 13
   4. Batido de cereza y nueces 15
   5. Batido de manzana al horno y espinacas 17
   6. Potente batido verde tropical 19
   7. Batido de remolacha y frutos rojos 21
   8. Batido doble de chocolate, menta y nueces 23
   9. Crema de linaza y naranja 25
   10. Batido de avena y almendras y canela 27
DE ENTRENAMIENTO E HIDRATACIÓN 29
   11. Batidos de chocolate y café 30
   12. Batido de entrenamiento de proteína de mermelada 32
   13. Bocadillo de piña colada y cúrcuma S 34
   14. Bocadillo hidratante de pan de plátano y avena 36
   15. Batido de frutos rojos y crema 38
   16. Batido de bayas y cúrcuma S 40
   17. Batido de tarta de queso y fresas 42
   18. Batido de proteínas de melocotón y crema agria 44
   19. Batido de proteína de plátano post-entrenamiento 46
   20. Batido recuperador de cítricos, melón y zanahoria 48
JUGO DE NUECES Y BATIDOS 50
   21. Batido de maní, kéfir y menta 51
   22. Batido de higos y nueces 53
   23. Batido de frutas verdes y anacardos 55

24. Batido de almendras y plátano..........57
25. Batido de almendras y arándanos..........59
26. Batido de almendras y capuchino..........61
27. Batido de nueces, limón y espinacas..........63
28. Fresas y Nueces de Macadamia..........65
29. Cereza, vainilla y macadamia..........67
30. Jengibre, anacardos y arándanos silvestres..........69

DE FRUTAS Y BATIDOS..........71

31. Batido de bayas verdes..........72
32. Batido de piña y bayas..........74
33. Batido verde refrescante..........76
34. Batido de bayas de coco verde..........78
35. Batido de plátano y bayas de Goji..........80
36. Jugo potenciador de cítricos y manzana..........82
37. Mezcla desintoxicante de manzana y remolacha..........84
38. de granada y limón..........86
39. Jugo refrescante de ciruela pasa y limón..........88
40. Mezcla saludable de uva roja y granada..........90

JUGOS Y BATIDOS DE VERDURAS..........92

41. Espinacas, piña y té verde..........93
42. Batido de pepino, apio y espinacas..........95
43. Espinacas, pera e higos..........97
44. Jugo Rojo de Tomate y Tabasco..........99
45. Verduras crucíferas y menta..........101
46. Mezcla de manzana, hinojo y apio..........103
47. Batido de pepino, apio y col rizada..........105
48. Batido de proteína de guisantes..........107
49. Máquina de lechugas y judías verdes..........109
50. Cóctel de alcachofas de Jerusalén y cilantro..........111

JUGOS Y BATIDOS AGRIDULCES..........113

51. Batido de fresa, linaza y manzana..........114

52. Jugo picante de jalapeño y remolacha...116
53. Jugo de cereza ácida y albahaca...118
54. Batido de berros y arándanos..120
55. Batido de limón verde y pepino..122
56. Batido de frutas y proteínas verdes..124
57. Batido de verduras, chía y mango...126
58. Mezcla de jengibre, manzana y zanahoria..128
59. Tomate, Pepino y Limón...130
60. Mezcla de jugo dulce y picante..132

FRUTAS Y VERDES...134

61. de bayas verdes..135
62. Batido quemagrasas...137
63. Batido de manzana y fresa..139
64. Batido de bayas verdes..141
65. de bayas y melocotón..143
66. de espinacas y bayas de durazno...145
67. Batido de piña y espinacas...147
68. Batido de piña y bayas..149
69. Batido de arándanos..151
70. Batido de espinacas, col rizada y bayas..153
71. Batido de manzana y mango...155
72. Batido de col rizada y piña...157
73. Batido adelgazante diario de lima y eneldo...159
74. Batido de ensueño de col rizada verde melocotón................................161
75. Batido refrescante de sandía..163
76. Batido de manzana y canela...165
77. Batido de chocolate y chía..167
78. verde y jengibre..169
79. Batido de colada verde...171
80. Batido de menta con chispas de chocolate..173
81. Batido de delicias Sunny C...175

82. Batido de fresas y nata..177

83. Batido de lima sin leche..179

84. de jengibre y arándanos silvestres...181

85. Batido de capuchino...183

86. Batido de cereza y vainilla...185

87. con goji y chía..187

88. Batido De Frutas Y Coco..189

89. Batido para dormir...191

90. Batido de éxito..193

91. verde y batido de higos...195

92. Batido de kiwi para el desayuno...197

93. de moras e hinojo...199

94. Batido de calabacín, pera y manzana..201

95. Batido de aguacate y frutos rojos..203

96. Batido verde potente...205

97. Batido de chupete estomacal...207

98. Batido de refuerzo inmunológico...209

99. Batido de bebida ultrafresca..211

100. Batido detox de tomate...213

CONCLUSIÓN..**215**

INTRODUCCIÓN

Los batidos, jugos y malteadas son alternativas bajas en calorías, ricas en fibra y ricas en nutrientes que pueden ayudar a reducir los antojos, promover la salud digestiva y mantenerte saciado por más tiempo.

Es fácil dejarse llevar y agregar ingredientes que conviertan su batido en una bomba de calorías súper dulce y cargada de azúcar, o servirlos en exceso porque son muy flexibles y maravillosos. Todo esto quiere decir que necesitas saber por qué estás preparando un Smoothie o Shake para controlar los ingredientes y la cantidad.

Además, si bien un batido o batido bajo en calorías, cuando se prepara adecuadamente, puede ser un excelente complemento para una dieta para bajar de peso porque es rico en vitaminas, minerales, antioxidantes, fibra e incluso proteínas, es sólo una parte del rompecabezas.

BATIDOS Y BATIDOS DE PROTEÍNAS

1. Batido proteico de bayas y plátano

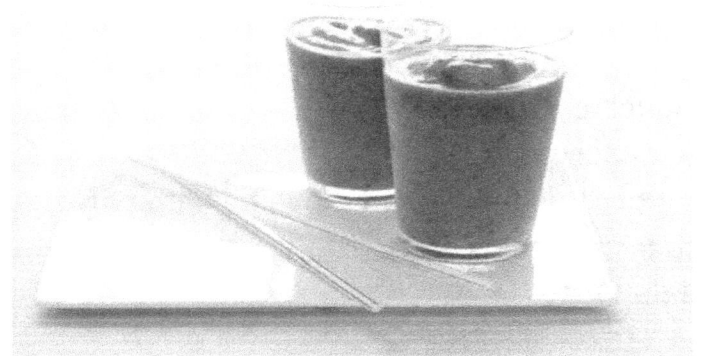

TIEMPO TOTAL DE PREPARACIÓN: 5 MINUTOS
PORCIONES: 2

INGREDIENTES:
- ½ plátano maduro
- ½ taza de frambuesas congeladas
- ¾ taza de leche descremada
- 2 cucharadas de proteína de suero de vainilla en polvo
- ½ taza de arándanos congelados
- 5 cubitos de hielo

DIRECCIONES
a) En una licuadora, combine todo hasta que esté completamente suave.

NUTRICIÓN
Calorías 253
Grasa 5g
Grasa saturada 1g
Carbohidratos 45g
Fibra 9g
Azúcar 24g
Proteína 11g

2. Súper batido de espinacas y frutos rojos

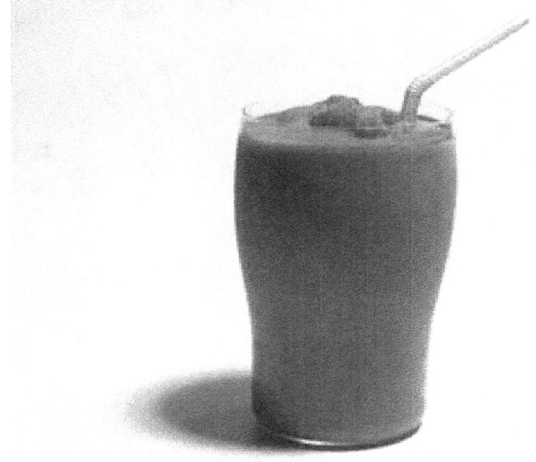

TIEMPO TOTAL DE PREPARACIÓN: 5 MINUTOS
PORCIONES: 2

INGREDIENTES:
- 2 tazas de bayas mixtas
- 10 onzas de agua
- 1/2 taza de yogur natural
- 1 taza de espinacas
- 2 cucharadas de proteína de vainilla en polvo
- 1 cucharadas de nueces
- 1 cucharada de linaza molida

DIRECCIONES
a) En una licuadora, combine todo hasta que esté completamente suave.

NUTRICIÓN
Calorías: 191kcal
Carbohidratos: 47g
Proteína: 3g
Grasa: 2g
Grasa saturada: 1g
Fibra: 8g
Azúcar: 28g

3. Batido de manzana y cereales

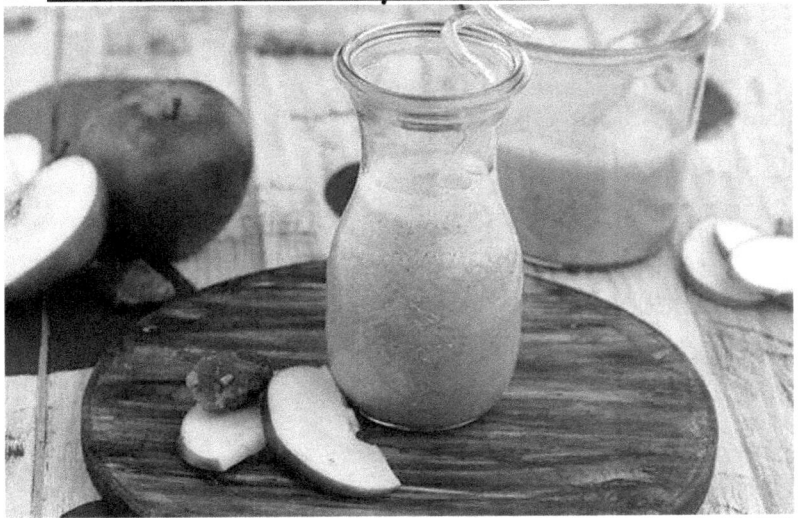

TIEMPO TOTAL DE PREPARACIÓN: 5 MINUTOS
PORCIONES: 2

INGREDIENTES:
- 2 cucharadas de almendras
- 10 onzas de agua, leche o yogur
- 2 cucharadas de proteína con sabor a vainilla
- 1 taza de espinacas
- ¼ de taza de avena cruda
- 1 manzana, sin corazón y cortada en gajos
- Hielo según sea necesario
- canela, al gusto

DIRECCIONES
a) En una licuadora, combine todo hasta que esté completamente suave.

NUTRICIÓN
535 calorías
58 gramos de proteína
13 gramos de grasa
46 g de carbohidratos
9 gramos de fibra

4. Batido de cereza y nueces

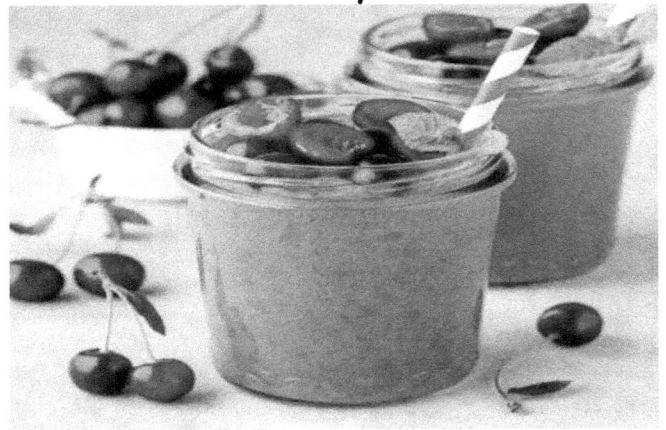

TIEMPO TOTAL DE PREPARACIÓN: 5 MINUTOS
PORCIONES: 2

INGREDIENTES:
- 2 cucharadas de proteína en polvo
- 2 tazas de cerezas dulces y oscuras, sin semillas
- 10 onzas de agua, leche o yogur
- 1 taza de espinacas
- 1 cucharada de nueces
- 1 cucharada de lino molido
- 1 cucharada de semillas de cacao o cacao oscuro en polvo

DIRECCIONES
a) En una licuadora, combine todo hasta que esté completamente suave.

NUTRICIÓN
Calorías 307
Grasa Total 12g
Carbohidratos 48g
Fibra 8g
Azúcar 32g
Proteína 6g

5. Batido de manzana al horno y espinacas

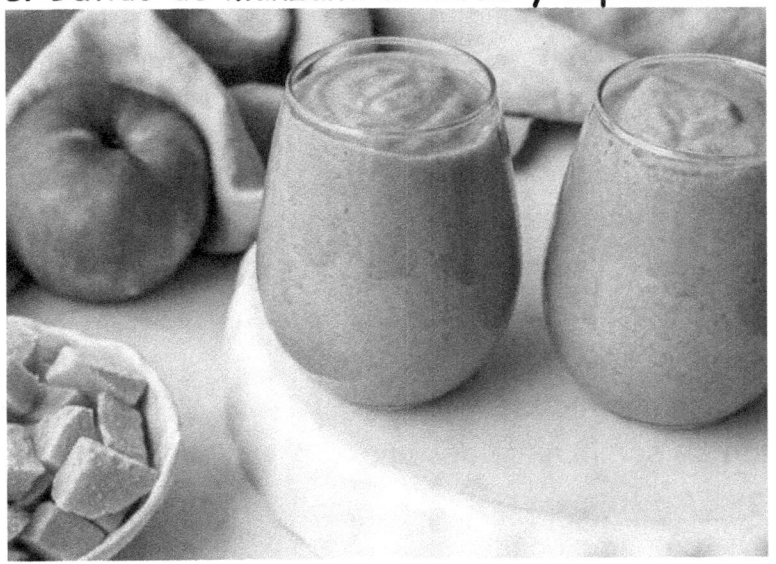

TIEMPO TOTAL DE PREPARACIÓN: 5 MINUTOS
PORCIONES: 2

INGREDIENTES:
- 10 onzas de agua, leche o yogur
- 1 cucharada de almendras
- 2 cucharadas de proteína en polvo con sabor a vainilla
- 1 manzana, sin corazón y cortada en gajos
- 1 taza de espinacas
- 1 cucharada de lino molido
- 1 cucharada de semillas de sésamo
- canela al gusto
- Hielo según sea necesario

DIRECCIONES
a) En una licuadora, combine todo hasta que esté completamente suave.

NUTRICIÓN
Calorías: 146 kcal
Carbohidratos: 30g
Proteína: 4g
Grasa: 3g
Grasa saturada: 1g
Fibra: 4g
Azúcar: 20g

6. Potente batido verde tropical

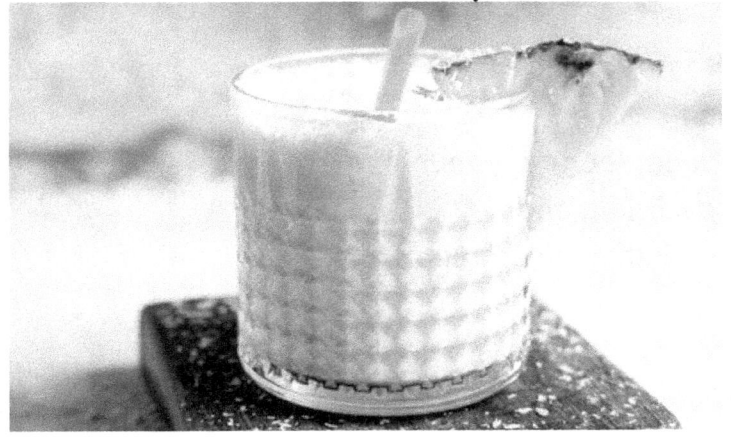

TIEMPO TOTAL DE PREPARACIÓN: 5 MINUTOS
PORCIONES: 2

INGREDIENTES:
- 10 onzas de agua, leche o yogur
- 1 cucharada de lino molido
- 2 cucharadas de proteína en polvo
- ½ plátano
- 1 taza de piña
- 1 taza de espinacas
- 2 cucharadas de hojuelas de coco
- ½ taza de yogur natural

DIRECCIONES
a) En una licuadora, combine todo hasta que esté completamente suave.

NUTRICIÓN
Calorías: 246 kcal
Carbohidratos: 40g
Proteína: 6,4 g
Grasa: 3,1 g
Grasa saturada: 1,6 g
Fibra: 5,3g
Azúcar: 40,8g

7. Batido de remolacha y frutos rojos

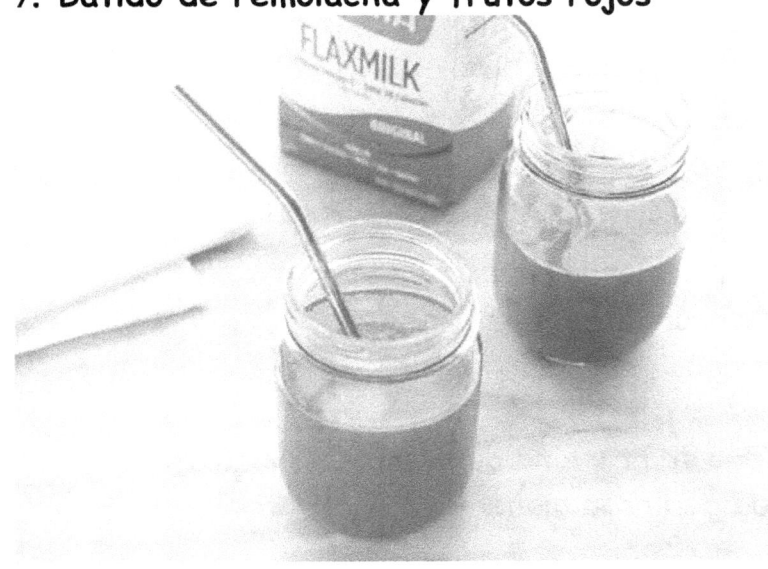

TIEMPO TOTAL DE PREPARACIÓN: 5 MINUTOS
PORCIONES: 2

INGREDIENTES:
- 1/2 taza de fresas
- 1/2 taza de cerezas congeladas
- 1/2 taza de remolacha cruda picada
- 1/2 taza de arándanos
- 8 onzas de agua
- 1/2 plátano
- 2 cucharadas de proteína de suero de chocolate
- 1 cucharada de linaza molida

DIRECCIONES
a) En una licuadora, combine todo hasta que esté completamente suave.

NUTRICIÓN
Calorías por porción: 181
Grasa Total 1g
Carbohidratos 43,6g
Fibra Dietética 8g
Azúcares 28g
Proteína 3,8g

8. Batido doble de chocolate, menta y nueces

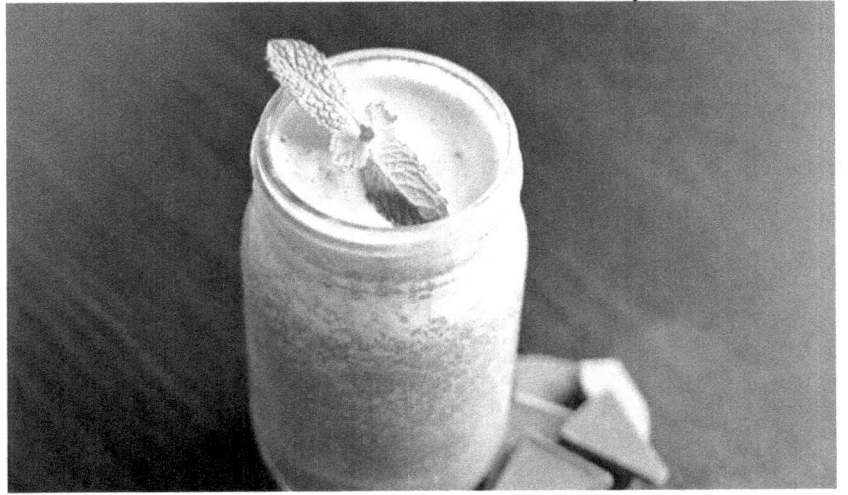

TIEMPO TOTAL DE PREPARACIÓN: 5 MINUTOS
PORCIONES: 2

INGREDIENTES:
- 2 cucharadas de proteína de chocolate en polvo
- 2 cucharadas de cacao en polvo
- 3/4 taza de leche de almendras chocolatada
- 1 cucharadas de nueces
- 1 cucharada de semillas de cacao
- 2 hojas de menta
- 4 cubitos de hielo
- $\frac{1}{4}$ taza de agua

DIRECCIONES
a) En una licuadora, combine todo hasta que esté completamente suave.

NUTRICIÓN
Calorías 210
Carbohidratos 15g
Grasa 3,5 g
Fibra 6g
Proteína 30g
Grasa saturada 0g
Azúcar 5g

9. Crema de linaza y naranja

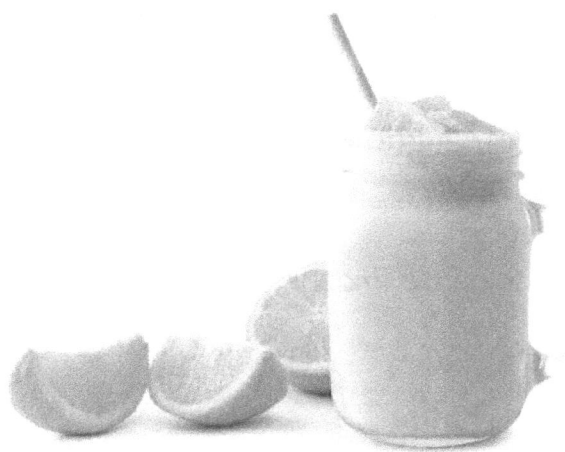

TIEMPO TOTAL DE PREPARACIÓN: 5 MINUTOS
PORCIONES: 2

INGREDIENTES:
- 2 cucharadas de proteína de vainilla en polvo
- ¼ de cáscara de naranja
- 1 cucharadas de nueces
- 2 cucharadas de harina de linaza
- 1 naranja
- 1 taza de agua
- ½ taza de jugo de naranja
- 3 cubitos de hielo

DIRECCIONES
a) En una licuadora, combine todo hasta que esté completamente suave.

NUTRICIÓN
Calorías 217
Grasa total 10,6 g
Carbohidratos totales 26,5 g.
Azúcares 21,7g
Proteína 5,9g

10. Batido de avena y almendras y canela

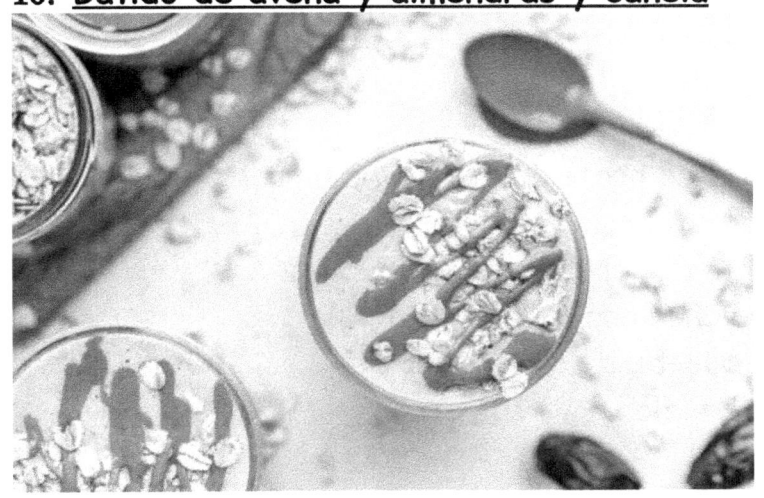

TIEMPO TOTAL DE PREPARACIÓN: 5 MINUTOS
PORCIONES: 2

Ingredientes
- 2 cucharadas de proteína de vainilla en polvo
- ½ cucharadita de canela molida
- 1 cucharadita de jarabe de arce puro
- ¼ taza de avena seca
- 1 ½ tazas de leche de almendras
- 6 cubitos de hielo

DIRECCIONES
a) En una licuadora, combine todo hasta que esté completamente suave.

NUTRICIÓN
Calorías: 290 kcal
Carbohidratos: 43g
Proteína: 24g
Grasa: 4g
Sodio: 451 mg
Fibra: 6g
Azúcar: 15g

DE ENTRENAMIENTO E HIDRATACIÓN

11. Batidos de chocolate y café

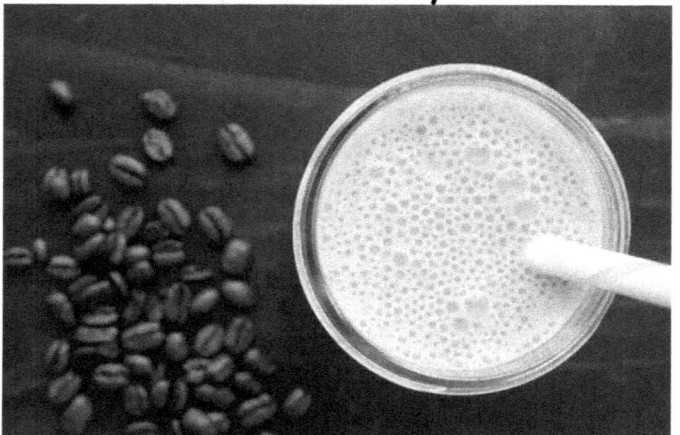

TIEMPO TOTAL DE PREPARACIÓN: 5 MINUTOS
PORCIONES: 2

Ingredientes
- 1 taza de leche descremada
- 3 cubitos de hielo
- 2 cucharadas de proteína de suero de chocolate
- 1 taza de agua
- 1 cucharada de café instantáneo

DIRECCIONES
a) Licue todos los ingredientes durante 60 segundos.

NUTRICIÓN
Calorías: 258 kcal
Carbohidratos: 38 g
Proteína: 11 g
Grasa: 9 gramos
Sodio: 132 mg
Fibra: 5 gramos

12. Batido de entrenamiento de proteína de mermelada

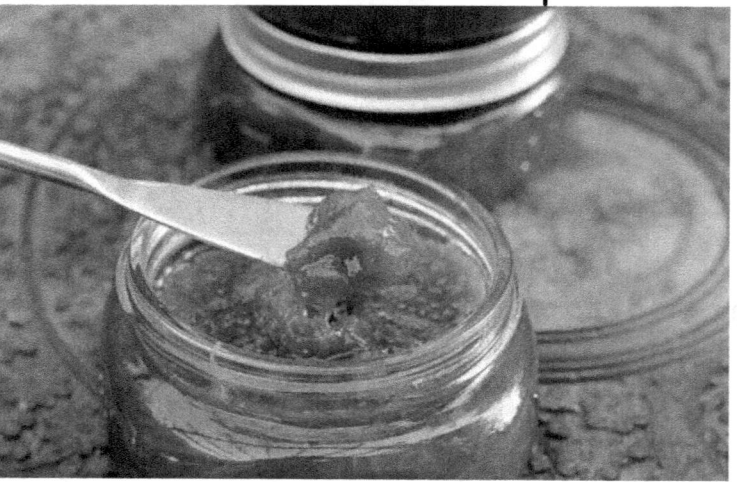

TIEMPO TOTAL DE PREPARACIÓN: 5 MINUTOS
PORCIONES: 2

INGREDIENTES
- 1 plátano
- 2 cucharadas de mermelada de fresa
- 1 taza de yogur de vainilla
- 1 cucharada de miel
- 2 cucharadas de proteína de suero de vainilla

DIRECCIONES
a) Licue todos los ingredientes durante 60 segundos.

NUTRICIÓN
Calorías 790
Grasa Total 35g
Carbohidratos Totales 106g
Fibra dietética 0 g
Azúcares 102g
Proteína 17g

13. Bocadillo de piña colada y cúrcuma S

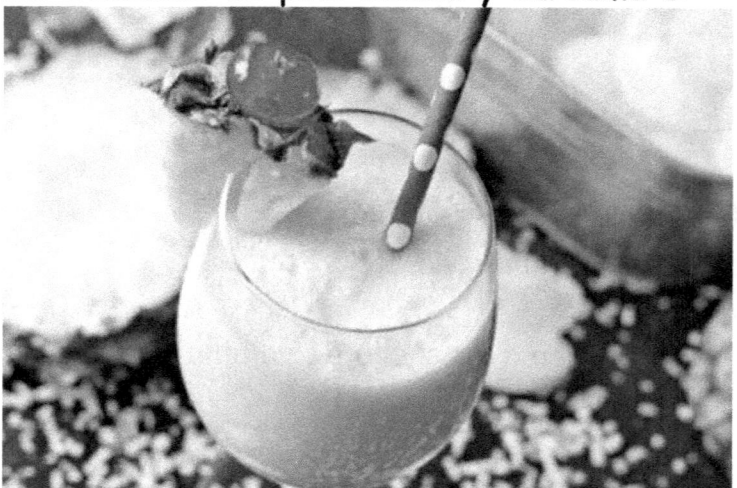

TIEMPO TOTAL DE PREPARACIÓN: 5 MINUTOS
PORCIONES: 2

INGREDIENTES
- 3 cucharadas de proteína de vainilla en polvo
- 1 cucharadita de cúrcuma
- 1/3 taza de piña triturada
- 1 cucharadita de aromatizante de extracto de coco
- 1/4 taza de leche de coco sin azúcar
- Cubitos de hielo y agua

DIRECCIONES
a) Licue todos los ingredientes durante 60 segundos.
b) Disfrutar.

NUTRICIÓN
Calorías 310
Grasa 3,5 gramos
Grasa saturada 3 gramos
Carbohidratos 69 gramos
Fibra dietética 4 gramos
Azúcares 64 gramos
Proteína 3 gramos

14. Bocadillo hidratante de pan de plátano y avena

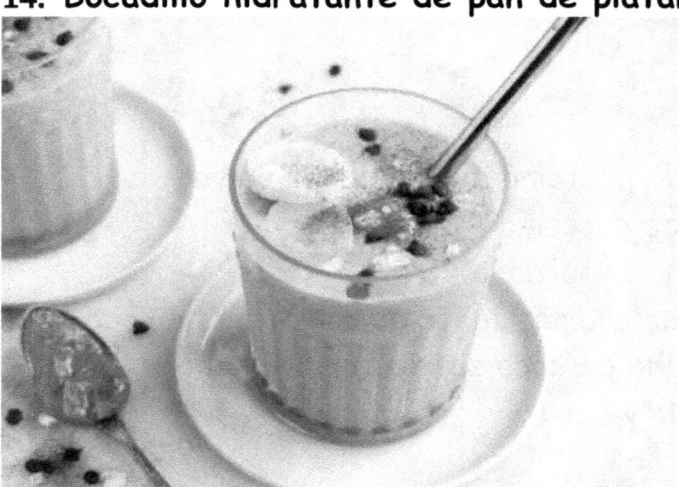

TIEMPO TOTAL DE PREPARACIÓN: 5 MINUTOS
PORCIONES: 2

INGREDIENTES
- 1 plátano
- 1/2 taza de hojuelas de salvado
- 2 cucharadas de proteína de suero de vainilla
- 1/2 taza de avena cuáquera
- 350ml de agua
- 30 g de dextrosa

DIRECCIONES
a) Licue todos los ingredientes durante 60 segundos.
b) Disfrutar.

NUTRICIÓN
Calorías 564
Grasa Total 9g
Carbohidratos 100g
Fibra 12g
Azúcar 97g
Proteína 39g

15. Batido de frutos rojos y crema

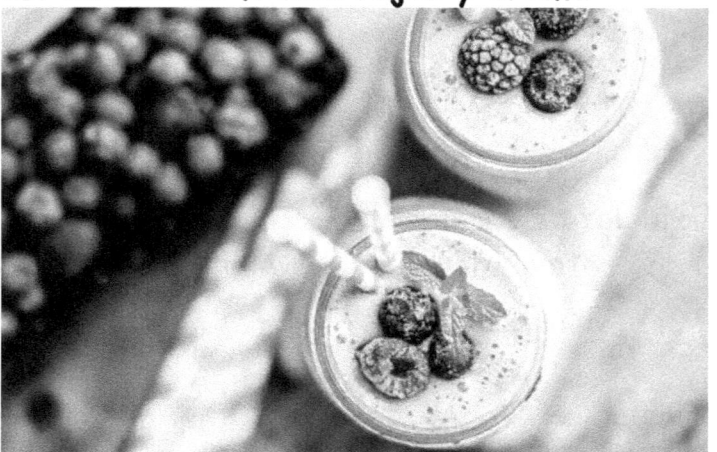

TIEMPO TOTAL DE PREPARACIÓN: 5 MINUTOS
PORCIONES: 2

INGREDIENTES
- Cubos de hielo
- 2 cucharadas de proteína de suero de vainilla
- 1 lata de jugo de piña
- 1 manojo de bayas mixtas

DIRECCIONES
a) Licue todos los ingredientes durante 60 segundos.
b) Disfrutar.

16. Batido de bayas y cúrcuma S

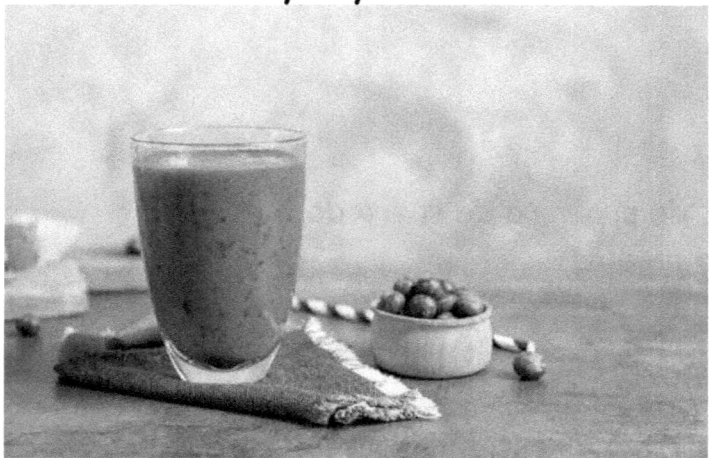

TIEMPO TOTAL DE PREPARACIÓN: 5 MINUTOS
PORCIONES: 2

INGREDIENTES
- 2 cucharadas de proteína de suero de vainilla
- 1,5 taza de mezcla de frutos rojos congelados
- 1 cucharadita de cúrcuma en polvo
- 4 cucharadas de yogur sin grasa
- 200 ml de agua
- Sirope de arce al gusto

DIRECCIONES
a) Licue todos los ingredientes durante 60 segundos.
b) Disfrutar.

NUTRICIÓN
Calorías: 151kcal
Carbohidratos: 27g
Proteína: 8g
Grasa: 2g
Colesterol: 3 mg
Sodio: 124 mg
Fibra: 4g
Azúcar: 16g

17. Batido de tarta de queso y fresas

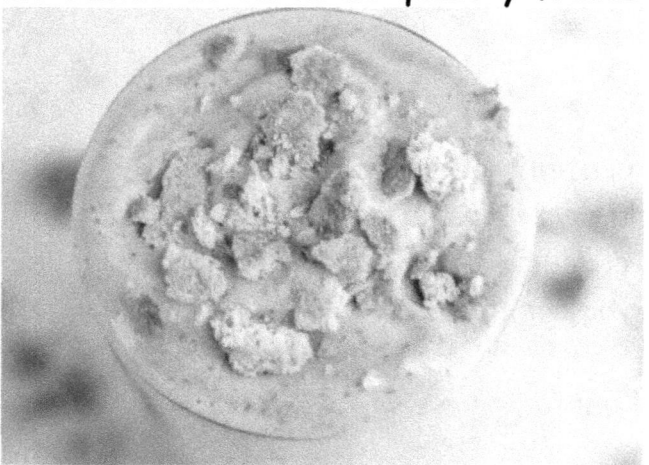

TIEMPO TOTAL DE PREPARACIÓN: 5 MINUTOS
PORCIONES: 2

INGREDIENTES
- 10 onzas de agua
- 8 fresas congeladas
- 4 cucharadas de crema agria baja en grasa
- 2 cucharadas de suero de fresa
- 1 cucharadita de miel

DIRECCIONES
a) Licue todos los ingredientes durante 60 segundos.
b) Disfrutar.

NUTRICIÓN
620 calorías
45 g de grasa total
10 g de proteína
43 g de carbohidratos totales
33 g de azúcares

18. Batido de proteínas de melocotón y crema agria

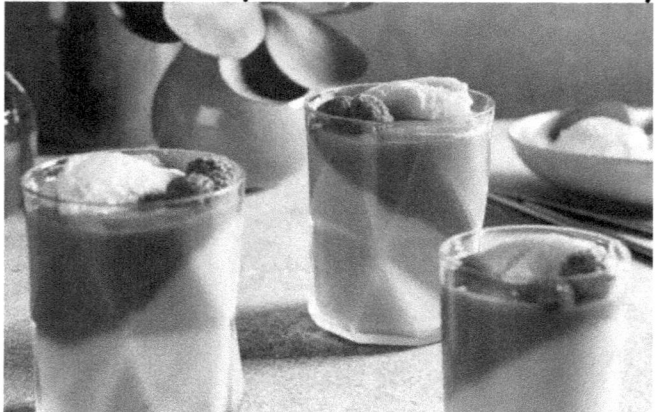

TIEMPO TOTAL DE PREPARACIÓN: 5 MINUTOS
PORCIONES: 2

INGREDIENTES
- 10 onzas de agua pura
- 1 durazno maduro
- 2 cucharadas de crema agria
- 1 cucharadita de miel
- 2 cucharadas de suero de vainilla

DIRECCIONES
a) Licue todos los ingredientes durante 60 segundos.
b) Disfrutar.

NUTRICIÓN
Calorías: 131kcal
Carbohidratos: 24g
Proteína: 4g
Grasa: 3g
Fibra: 4g
Azúcar: 19g

19. Batido de proteína de plátano post-entrenamiento

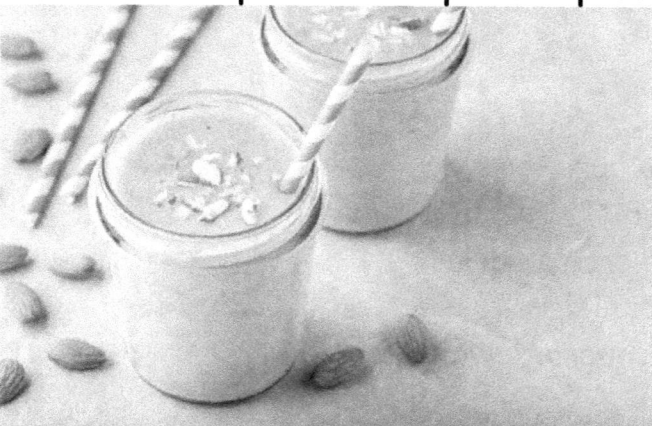

TIEMPO TOTAL DE PREPARACIÓN: 5 MINUTOS
PORCIONES: 2

INGREDIENTES
- 2 plátanos
- 1/2 taza de requesón
- Proteína de suero de vainilla
- taza de leche
- Algo de hielo
- 1/2 cucharadita de azúcar moreno

DIRECCIONES
a) En una licuadora, combine todo hasta que esté completamente suave.

NUTRICIÓN
Calorías 362
Grasa 10,7 g
Grasa saturada 0,1g
Carbohidratos 32,6g
Fibra 6g
Azúcar 19,2g
Proteína 38,2g

20. Batido recuperador de cítricos, melón y zanahoria

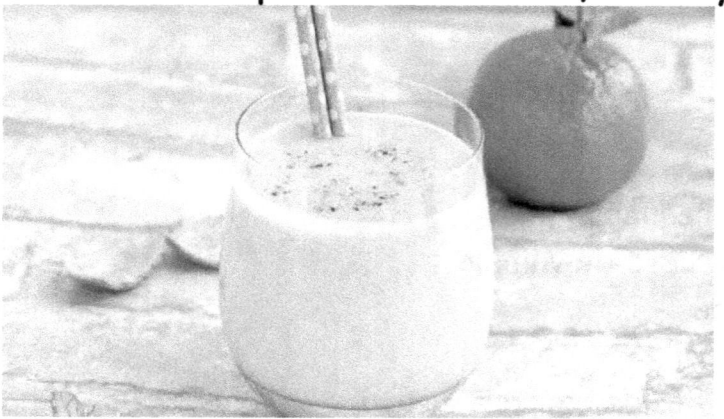

TIEMPO TOTAL DE PREPARACIÓN: 5 MINUTOS
PORCIONES: 2

INGREDIENTES
- ½ zanahoria, pelada y cortada en rodajas
- ½ naranja, pelada y picada
- ¼ de melón cantalupo, pelado y picado
- 2 cucharadas de proteína de suero en polvo
- 125 ml de leche de anacardos
- 50ml de agua
- un montón de hielo

DIRECCIONES
a) Licue todos los ingredientes durante 60 segundos.
b) Disfrutar.

NUTRICIÓN
Calorías 150 Kcal
Grasa 1g
Grasa saturada 1g
Carbohidratos 36g
Fibra 4g
Azúcar 29g
Proteína 3g

JUGO DE NUECES Y BATIDOS

21. Batido de maní, kéfir y menta

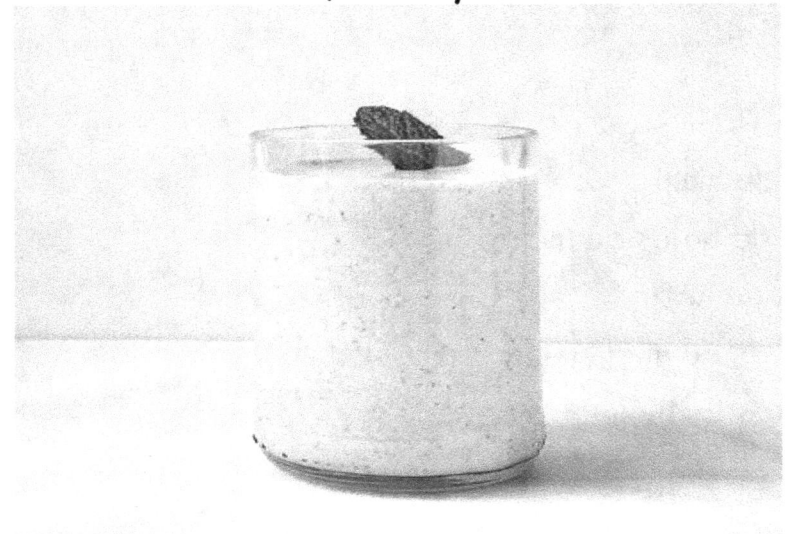

TIEMPO TOTAL DE PREPARACIÓN: 5 MINUTOS
PORCIONES: 2

INGREDIENTES:

- 1/2 taza de maní crudo sin cáscara
- 1 manojo de hojas de menta
- 1 ½ tazas de kéfir
- 1 cucharada de miel cruda
- 6-7 cubitos de hielo

DIRECCIONES

a) Licue todos los ingredientes hasta formar una pasta espesa y uniforme y agregue agua hasta obtener la consistencia deseada.

b) Por último, añade los cubitos de hielo y sirve frío.

NUTRICIÓN

Calorías: 187

Carbohidratos: 28,9g

Proteína: 5,4 g

Grasa: 6,3 g

22. Batido de higos y nueces

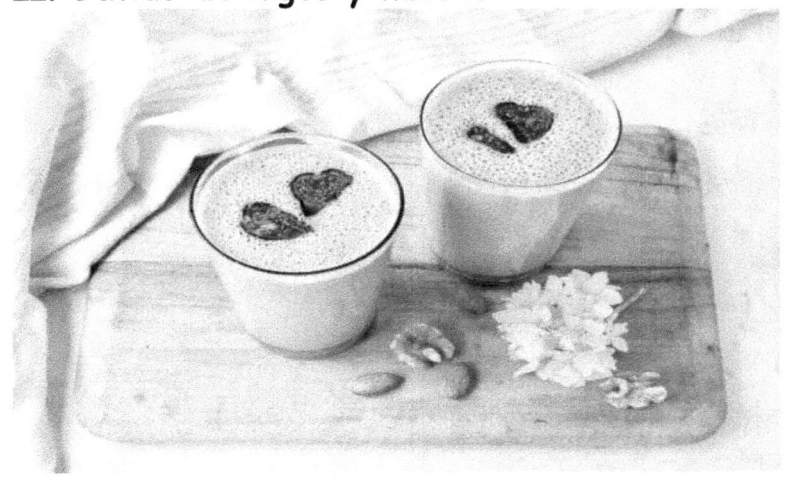

TIEMPO TOTAL DE PREPARACIÓN: 5 MINUTOS
PORCIONES: 2

INGREDIENTES:

- 2-3 higos frescos, remojados
- 3 fresas
- 6 nueces remojadas
- 6-7 cubitos de hielo
- 1 taza de leche de almendras

DIRECCIONES

a) Licue la leche de almendras, las fresas y los higos y mezcle bien.

b) Agregue las nueces al final a la licuadora y mezcle bien. Agregue agua hasta obtener la consistencia deseada.

c) Añade un poco de guarnición de nueces trituradas antes de servir. Servir frío.

NUTRICIÓN

Calorías: 296

Carbohidratos: 34g

Proteína: 11g

Grasa: 15g

23. Batido de frutas verdes y anacardos

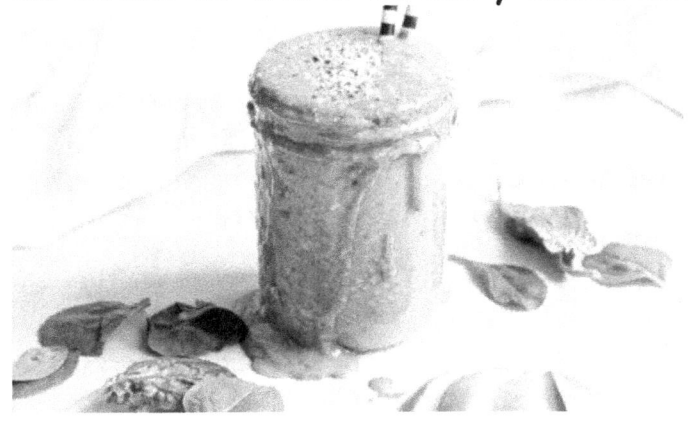

TIEMPO TOTAL DE PREPARACIÓN: 5 MINUTOS
PORCIONES: 4

INGREDIENTES:
- 1 taza de leche de almendras
- 1/4 taza de semillas de girasol
- 1/4 taza de anacardos
- 2 cucharadas de mantequilla de nueces de su elección
- 3 tazas de espinacas
- 1/2 taza de arándanos
- ½ taza de agua
- 1 plátano congelado
- 4-5 cubitos de hielo

DIRECCIONES :
a) Licúa anacardos, semillas de girasol y mantequilla de nueces con un poco de leche de almendras.
b) Agrega el resto de los ingredientes.

NUTRICIÓN
Calorías : 293

Carbohidratos : 25 g.

Grasa : 10g

Proteína : 25 g

24. Batido de almendras y plátano

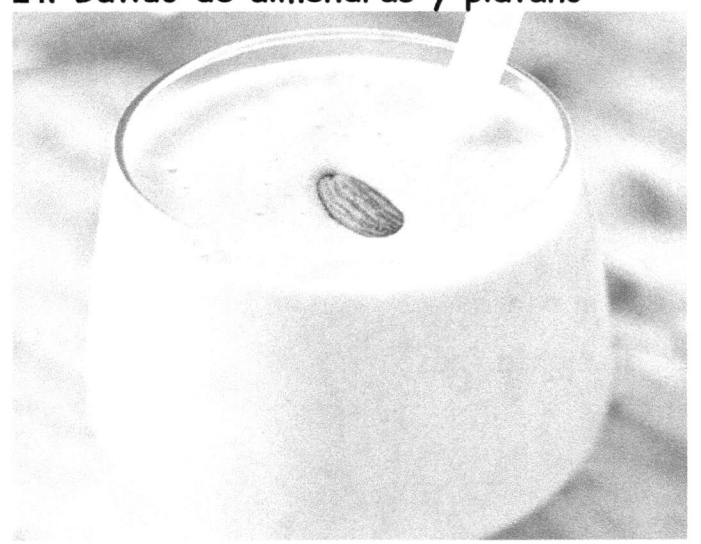

TIEMPO TOTAL DE PREPARACIÓN: 5 MINUTOS
PORCIONES: 2

INGREDIENTES:
- 1 plátano congelado
- 1 taza de piña fresca picada
- 1 taza de leche de almendras
- 6 hojas de hojas de menta fresca
- 6-7 cubitos de hielo

DIRECCIONES
a) Licúa el plátano, la piña y las hojas de menta junto con los cubitos de hielo y agrega agua si es necesario.
b) Adorne con almendras rebanadas justo antes de servir.

NUTRICIÓN
Calorías 154,6

Grasa total 7,7 g

Carbohidratos 21,3 g

Proteína 3,2 g

25. Batido de almendras y arándanos

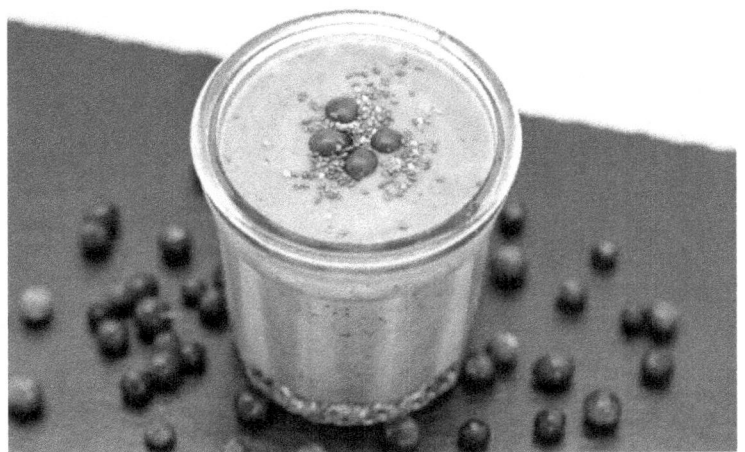

TIEMPO TOTAL DE PREPARACIÓN: 5 MINUTOS
PORCIONES: 2

INGREDIENTES:
- 1-1½ tazas de agua
- ½ taza de almendras remojadas
- 2 albaricoques remojados
- ¼ taza de arándanos

DIRECCIONES :
a) Mezclar 200 ml de agua con almendras para hacer leche.
b) Colar en una licuadora.
c) Agregue los albaricoques y las cerezas y haga puré.

NUTRICIÓN
Calorías 140,2
Grasa total 0,6 g
Carbohidratos 29,9 g
Proteína 4,4 g

26. Batido de almendras y capuchino

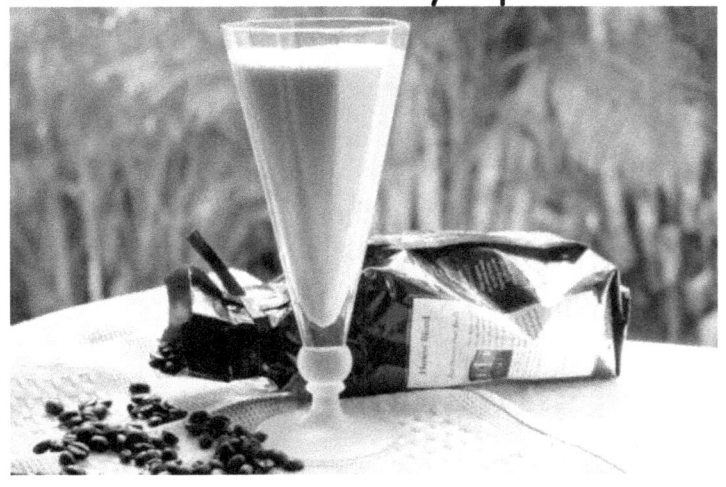

TIEMPO TOTAL DE PREPARACIÓN: 5 MINUTOS
PORCIONES: 6

INGREDIENTES:
- 3 dátiles Medjool
- 1 plátano, cortado en trozos pequeños
- 1 cucharadita de extracto puro de vainilla
- 2 cucharadas de semillas de cáñamo
- 8 almendras
- 1 cucharadita de espresso instantáneo en polvo
- 1/2 cucharadita de canela
- 1 ½ tazas de leche de almendras

DIRECCIONES :
a) Coloque todos los ingredientes en una licuadora y procese hasta que quede suave y cremoso.

NUTRICIÓN
Calorías 1340
Grasa 39g
Carbohidratos 245g
Proteína 4g

27. Batido de nueces, limón y espinacas

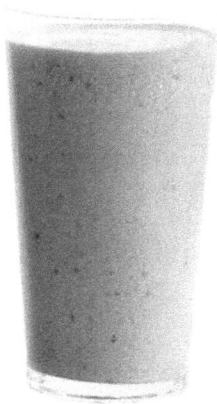

TIEMPO TOTAL DE PREPARACIÓN: 5 MINUTOS
PORCIONES: 2

INGREDIENTES:

- 1 taza de anacardos
- Un manojo de hojas de espinacas
- jugo de ½ limon
- 1 ½ tazas de agua
- ¼ de taza de jarabe de arce

DIRECCIONES

a) Licue primero los anacardos y hasta obtener una masa gruesa.
b) Finalmente, licúa el resto de los ingredientes para conseguir una textura uniforme y añade agua si es necesario.

NUTRICIÓN

Calorías: 692

Carbohidratos: 85g

Proteína: 28g

Grasa: 44g

28. Fresas y Nueces de Macadamia

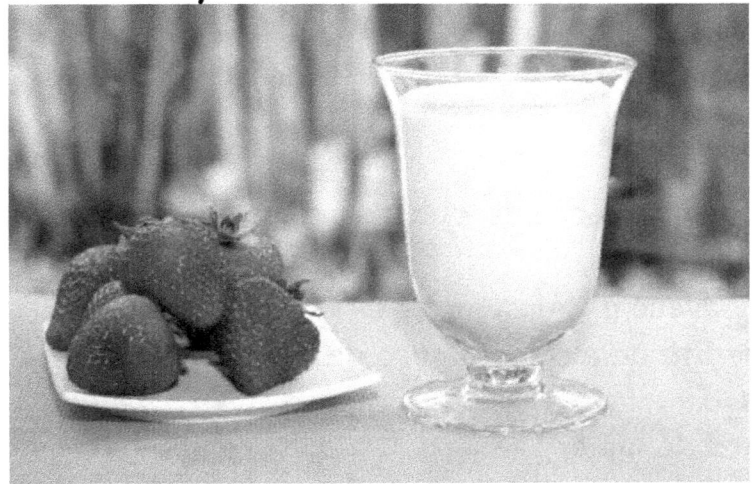

TIEMPO TOTAL DE PREPARACIÓN: 5 MINUTOS
PORCIONES: 1

INGREDIENTES:
- 1 taza de fresas
- 3 cucharadas de nueces de macadamia, remojadas
- 4 dátiles sin hueso
- 1/4 taza de avena a la antigua
- 1/4 cucharadita de extracto puro de vainilla
- 1 taza de agua helada
- 3 a 4 cubitos de hielo

DIRECCIONES :
a) Combine todos los ingredientes en una licuadora y procese hasta que quede cremoso.

NUTRICIÓN
Azúcar: 3g
Fibra: 4g
Calorías: 327 kcal
Grasa saturada: 5g
Grasa: 33g
Proteína: 3g
Carbohidratos: 7g

29. Cereza, vainilla y macadamia

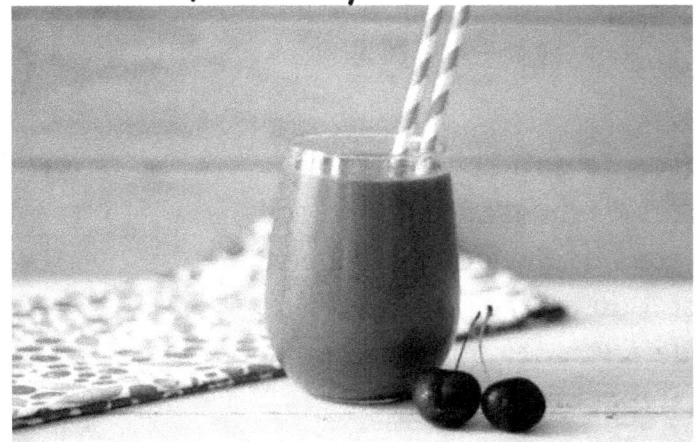

TIEMPO TOTAL DE PREPARACIÓN: 5 MINUTOS
PORCIONES: 2

INGREDIENTES:
- 1/4 taza de bayas de goji secas
- 1 taza de cerezas deshuesadas congeladas
- 1/4 taza de nueces de macadamia crudas
- 1/2 plátano, cortado en trozos
- 1 cucharadita de extracto puro de vainilla
- 1 taza de agua y 8 cubitos de hielo

DIRECCIONES :
a) Coloque todos los ingredientes excepto el hielo en una licuadora y procese hasta que quede suave y cremoso.
b) Agrega el hielo y procesa nuevamente. Beber helado.

NUTRICIÓN
298 calorías
20 g de grasa
17 g de carbohidratos
27 g de proteína

30. Jengibre, anacardos y arándanos silvestres

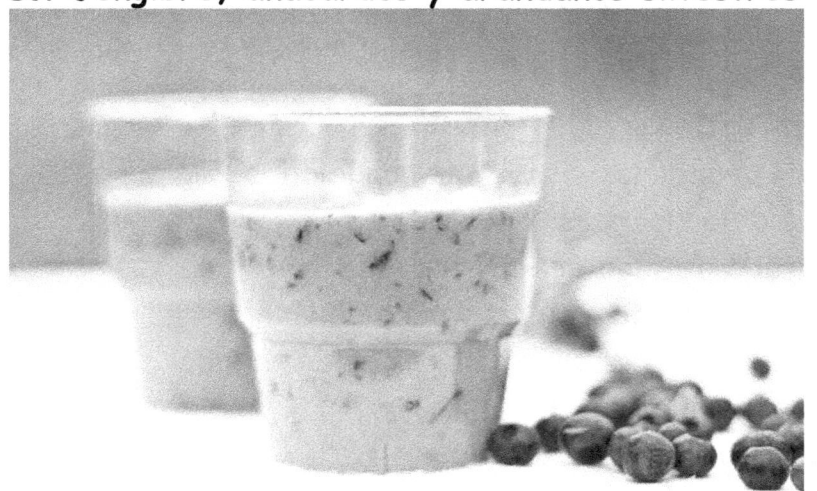

TIEMPO TOTAL DE PREPARACIÓN: 5 MINUTOS
PORCIONES: 2

INGREDIENTES:
- 1 taza de arándanos silvestres congelados
- 1/4 taza de anacardos crudos
- 1 cucharada de jugo de limón fresco
- 1/2 cucharadita de extracto puro de vainilla
- 1 cucharada de raíz de jengibre recién rallada
- 6 dátiles sin hueso
- 1 plátano, cortado en cubitos
- 1 taza de agua fría
- 5 a 6 cubitos de hielo

DIRECCIONES :
a) Coloca todo en una licuadora y procesa hasta que quede suave.

NUTRICIÓN
Calorías: 298
Azúcar: 15g
Sodio: 161 mg
Grasa: 12g
Grasa saturada: 1g
Carbohidratos: 35g
Fibra: 11g
Proteína: 15g

DE FRUTAS Y BATIDOS

Se pueden preparar batidos y jugos con cualquier fruta, desde la fresa común hasta el inusualmente agradable melón dulce. ¡Aquí están las mejores recetas de jugos y batidos de frutas que son simples y saludables!

31. Batido de bayas verdes

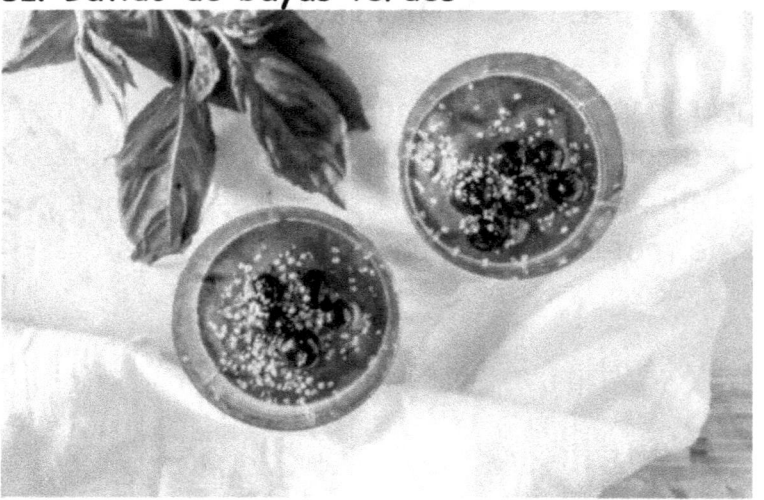

TIEMPO TOTAL DE PREPARACIÓN: 5 MINUTOS
PORCIONES: 2

INGREDIENTES:
- 1 taza de mango congelado
- 3 manojos de espinacas
- 1 racimo de uvas frescas o congeladas sin semillas
- 2 tazas de agua
- 1 manzana, sin corazón y en cuartos
- 1 taza de fresas congeladas
- $\frac{1}{4}$ de taza de jarabe de arce o disfrútelo sin
- 2 cucharadas de linaza molida

DIRECCIONES :
a) Licúa todo hasta que esté cremoso.

NUTRICIÓN
Calorías 59
Grasa 2,6 g
Carbohidratos 52g
Proteína 12g

32. Batido de piña y bayas

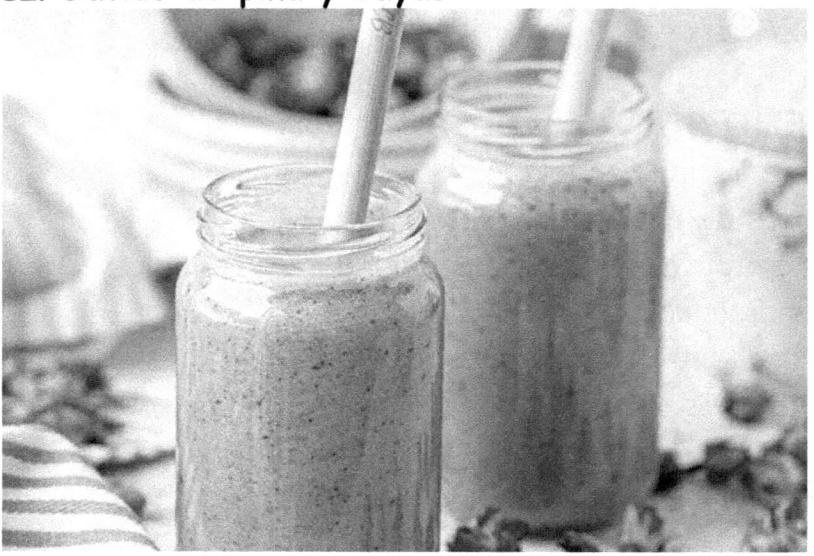

TIEMPO TOTAL DE PREPARACIÓN: 5 MINUTOS
PORCIONES: 2

INGREDIENTES:
- 1½ tazas de mango congelado
- 2 manojos de verduras mixtas de primavera
- 2 manojos de espinacas
- 1 plátano, pelado
- 1 ½ tazas de piña
- 1 taza de bayas mixtas congeladas
- ¼ de taza de jarabe de arce o disfrútelo sin
- 2 tazas de agua
- 2 cucharadas de linaza molida

DIRECCIONES :
a) Licúa todo hasta que la mezcla tenga una consistencia parecida a un jugo verde.

NUTRICIÓN
Calorías 126
Grasa total 0,6 g
Carbohidratos 31g
Proteína 1,3g

33. Batido verde refrescante

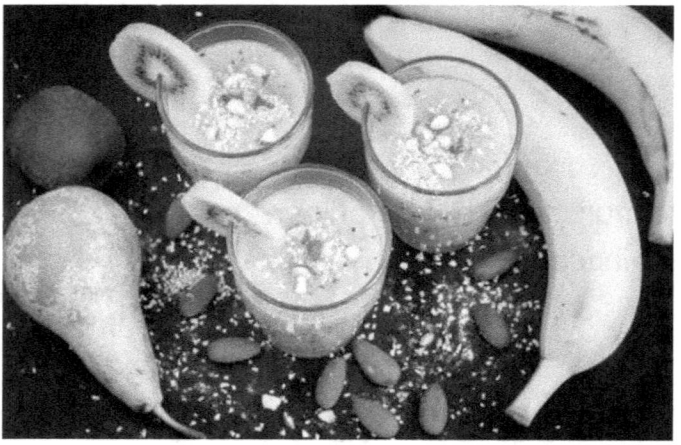

TIEMPO TOTAL DE PREPARACIÓN: 5 MINUTOS
PORCIONES: 2

INGREDIENTES:

- 1 taza de piña, picada
- 1 plátano congelado, triturado
- 1 mango, rebanado
- ½ taza de agua
- Un manojo de espinacas tiernas

DIRECCIONES :

a) Licuar todos los ingredientes.
b) Agregue más agua y hielo si es necesario.

NUTRICIÓN

Calorías: 126,7

Carbohidratos: 27,1g

Proteína: 11,6 g

34. Batido de bayas de coco verde

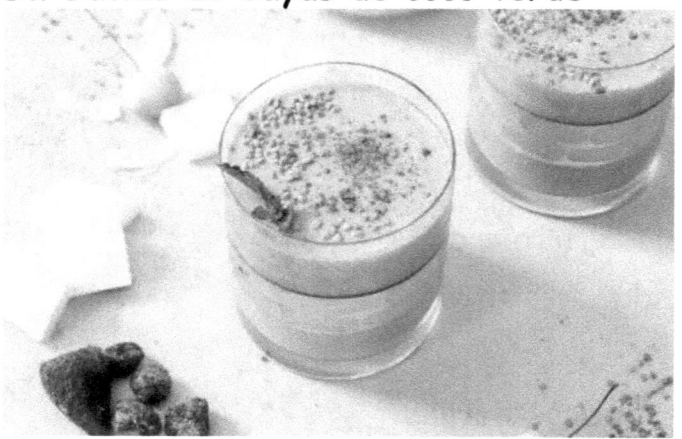

TIEMPO TOTAL DE PREPARACIÓN: 5 minutos
PORCIONES: 2

INGREDIENTES:
- 1 taza de trozos de piña fresca
- 1 taza de arándanos congelados
- 1 taza de trozos de mango congelados
- 1/2 taza de agua de coco
- 1/4 cucharadita de proteína de guisante mariposa

DIRECCIONES:
a) Agrega todos los ingredientes y mezcla bien.
b) Adorne con chía y coco rallado.

NUTRICIÓN

Calorías 113

Proteína 12,4g

Carbohidratos 24,9g

Grasa 11,3g

35. Batido de plátano y bayas de Goji

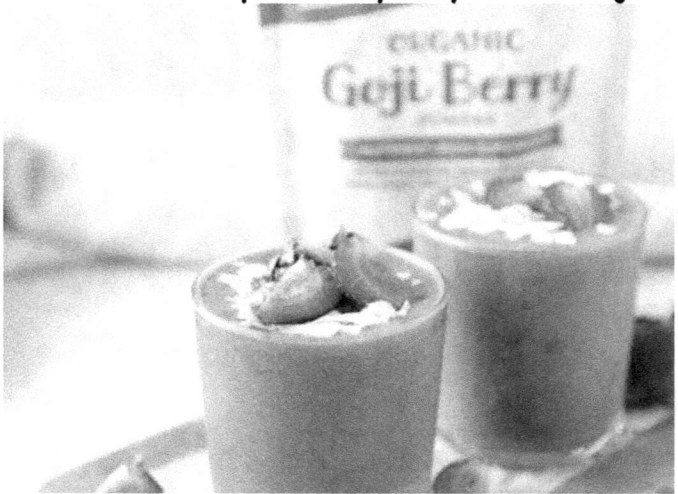

TIEMPO TOTAL DE PREPARACIÓN: 5 MINUTOS
PORCIONES: 2

INGREDIENTES:
- 2 tazas de fresas
- 1 plátano maduro
- $\frac{1}{4}$ de taza de bayas de goji
- 1 taza de bayas congeladas mixtas
- Nuez de 1 pulgada de raíz de jengibre
- 1/4 taza de agua de coco

DIRECCIONES :

a) Agrega todos los ingredientes a la licuadora.

b) Adorne con coco rallado y fresas.

NUTRICIÓN

Calorías 94

Proteína 12g

Carbohidratos 65,8g

Grasa 4,5 g

36. Jugo potenciador de cítricos y manzana

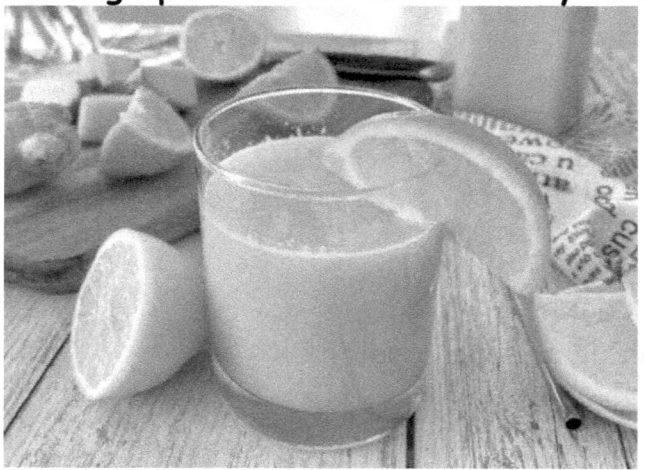

TIEMPO TOTAL DE PREPARACIÓN: 5 MINUTOS
PORCIONES: 2

INGREDIENTES
- 2 naranjas, en cuartos
- 1/4 limón
- 1 manzana, cortada en octavos
- 1/2" jengibre fresco

DIRECCIONES :
a) Exprime todos los ingredientes.

NUTRICIÓN
164 calorías
Proteína 2,7g
Carbohidratos 44,4g
Grasa 0,3 g
Sodio 11,9 mg

37. Mezcla desintoxicante de manzana y remolacha

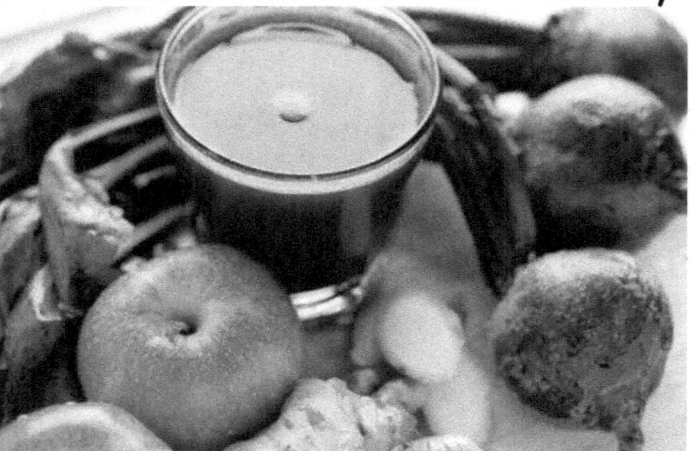

TIEMPO TOTAL DE PREPARACIÓN: 5 MINUTOS
PORCIONES: 4

INGREDIENTES:
- ½ limón
- 1 trozo de jengibre fresco
- 2 manzanas
- 3 remolachas
- 6 zanahorias

DIRECCIONES :
a) Pela el limón, el jengibre, las manzanas, la remolacha y las zanahorias.
b) Corta todos los ingredientes en trozos que quepan en el conducto de alimentación de tu exprimidor.
c) Coloca los trozos de frutas y verduras en tu exprimidor.

NUTRICIÓN
155 calorías
0,7 g de grasa
0 g de grasa saturada
42 mg de sodio
51,2 g de carbohidratos
9,1 g de fibra
38,8 g de azúcar
1,7 g de proteína

38. de granada y limón

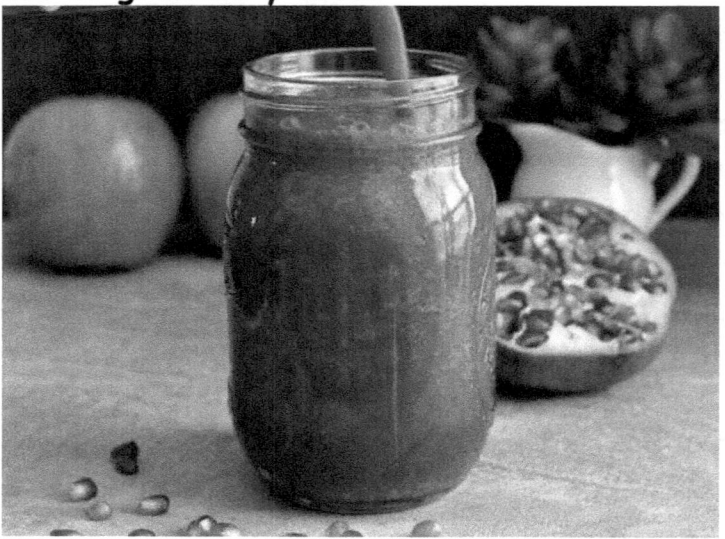

TIEMPO TOTAL DE PREPARACIÓN: 5 MINUTOS
PORCIONES: 1

INGREDIENTES:
- 4 granadas, peladas
- 1/2 limón, pelado
- 2 cucharadas de miel cruda

DIRECCIONES :
a) Procesa las granadas peladas a través de un exprimidor electrónico.
b) Agrega el limón.
c) Agrega la miel al jugo resultante.
d) Batir el jugo hasta que la miel se disuelva por completo y disfrutar.

NUTRICIÓN
Calorías: 78 kcal
Carbohidratos: 20g
Proteína: 1g
Grasa: 1g
Grasa saturada: 1g
Sodio: 16 mg
Fibra: 1g
Azúcar: 16g

39. Jugo refrescante de ciruela pasa y limón

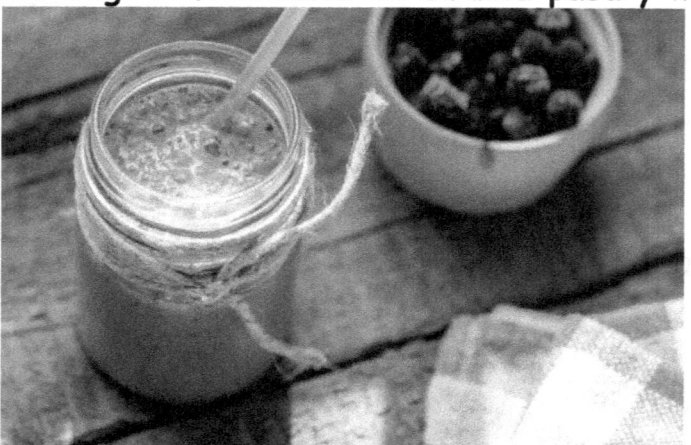

TIEMPO TOTAL DE PREPARACIÓN: 5 MINUTOS
PORCIONES: 1

INGREDIENTES
- 2 tazas de agua
- 1 cucharadita de jugo de limón
- 5 ciruelas pasas
- 2 cucharaditas de azúcar
- poco hielo cubitos

DIRECCIONES :
a) Combine las ciruelas pasas y el agua y déjelas reposar durante 15 a 20 minutos.
b) Agrega el azúcar y licúa hasta que quede suave.
c) Extraer el jugo por completo presionando con una cuchara.
d) Finalmente, agrega el jugo de limón.

NUTRICIÓN
Calorías: 165
Proteína: 2 gramos
Grasa: 0 gramos
Carbohidratos: 44 gramos
Fibra: 4 gramos
Sodio: 15 miligramos
Azúcares: 26 gramos.

40. Mezcla saludable de uva roja y granada

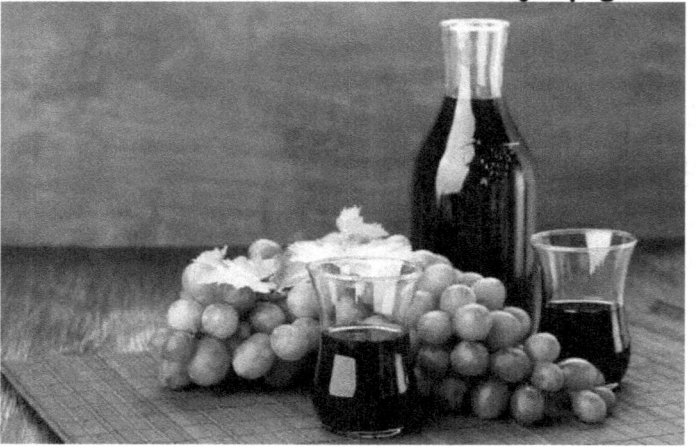

TIEMPO TOTAL DE PREPARACIÓN: 5 MINUTOS
PORCIONES: 6

INGREDIENTES
- ¼ de taza) de azúcar
- 2 libras de uvas rojas
- 2 granadas, peladas
- 2 tazas de agua

DIRECCIONES :
e) Procesa las granadas peladas a través de un exprimidor electrónico.
a) Llene la mezcla con uvas y luego agregue el agua, el azúcar y el jugo de granada.
b) Servir frío.

NUTRICIÓN
Calorías: 180
Grasa: 1g
Grasas trans: 0g
Sodio: 270 mg
Carbohidratos: 42g
Fibra: 5g
Azúcares: 33g
Proteína: 4g

JUGOS Y BATIDOS DE VERDURAS

41. Espinacas, piña y té verde

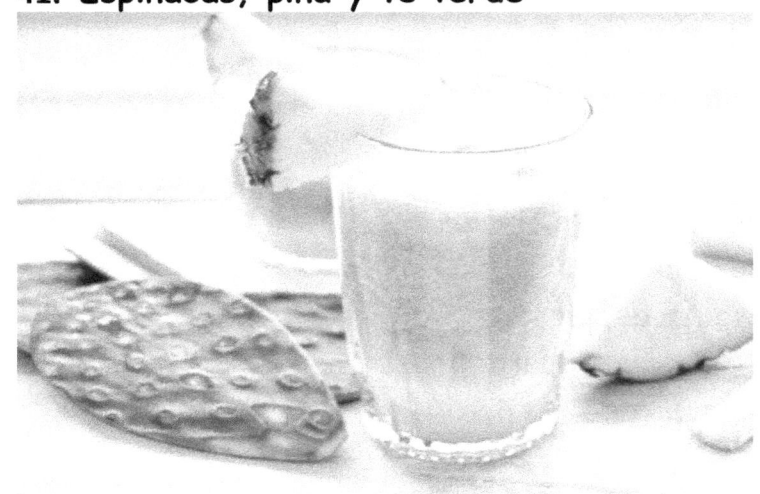

TIEMPO TOTAL DE PREPARACIÓN: 5 MINUTOS
PORCIONES: 2

INGREDIENTES
- ½ pomelo
- 2 cucharadas de menta fresca
- 1 tallo de apio, picado
- 1 taza de espinacas, picadas
- ½ taza de té verde preparado
- 1 taza de piña, picada
- ¼ de aguacate, picado

DIRECCIONES :
a) Mezcla las espinacas, la menta y el apio junto con el té verde.
b) Mezcla bien.
c) Agrega los ingredientes restantes.
d) Licuar nuevamente y servir.

NUTRICIÓN
Calorías: 71
Carbohidratos: 24g
Proteína: 1g
Grasa: 2g

42. Batido de pepino, apio y espinacas

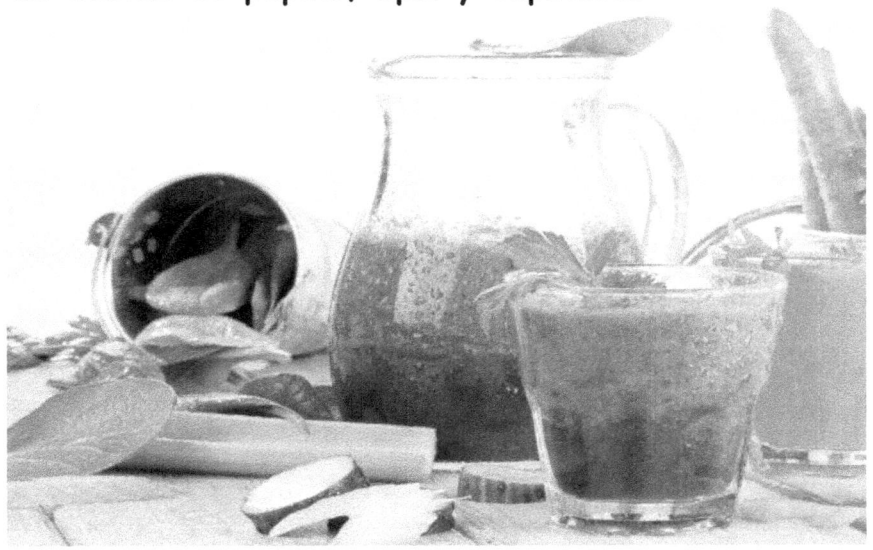

TIEMPO TOTAL DE PREPARACIÓN: 5 MINUTOS
PORCIONES: 2

INGREDIENTES:
- ½ pepino
- 2 ramas de apio
- manojo de espinacas
- 1 manzana
- ½ limón
- 1 pizca de gengibre

DIRECCIONES :
a) Licúa todos los ingredientes para combinarlos.
b) Disfrutar.

NUTRICIÓN

Calorías: 112

Carbohidratos: 22g

Proteína: 3g

Grasa: 3g

43. Espinacas, pera e higos

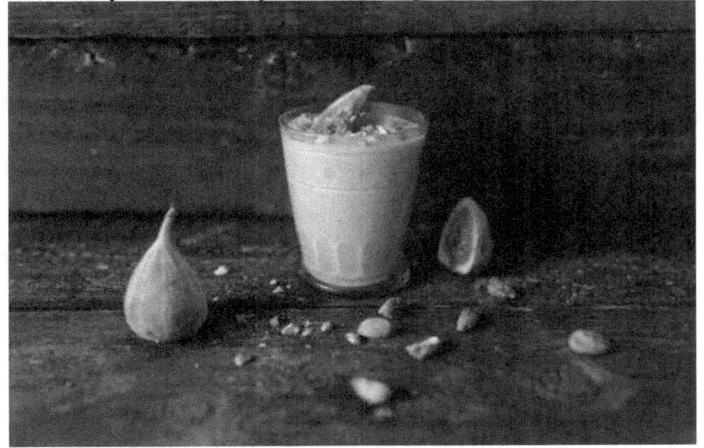

TIEMPO TOTAL DE PREPARACIÓN: 5 MINUTOS
PORCIONES: 2

INGREDIENTES:
- 2,5 onzas de espinacas tiernas
- 2 tazas de agua
- 1 pera
- 2 higos remojados en agua o 3 higos frescos

DIRECCIONES :
a) Haga puré las espinacas con $1\frac{1}{2}$ tazas de agua. Cortar la pera, añadirla junto con los higos y volver a hacer puré.
b) Agrega más agua para encontrar la consistencia adecuada para tu Smoothie.

NUTRICIÓN
Calorías: 280
Grasa: 9g
Carbohidratos: 52g
Fibra: 12g
Proteína: 5g

44. Jugo Rojo de Tomate y Tabasco

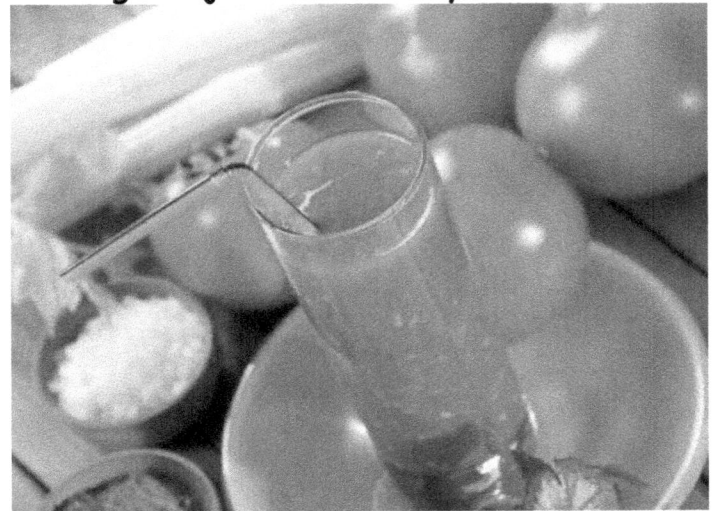

TIEMPO TOTAL DE PREPARACIÓN: 5 MINUTOS
PORCIONES: 2

INGREDIENTES
- 3 libras de tomates maduros, sin corazón y picados
- 1/3 taza de cebolla picada
- 2 cucharadas de azúcar
- 1 1/4 tazas de apio picado con hojas
- 1 cucharadita de sal
- Una pizca de pimienta negra
- 8 gotas de salsa tabasco

DIRECCIONES :
a) Lleve todos los ingredientes a fuego lento y cocine durante unos 20 minutos.
b) Pasar la mezcla por un colador.
c) Servir frío.

NUTRICIÓN
Calorías 50
Grasa 1g
Grasa saturada 1g
Sodio 18 mg
Carbohidratos 12g
Fibra 1g
Azúcar 11g
Proteína 1g

45. Verduras crucíferas y menta

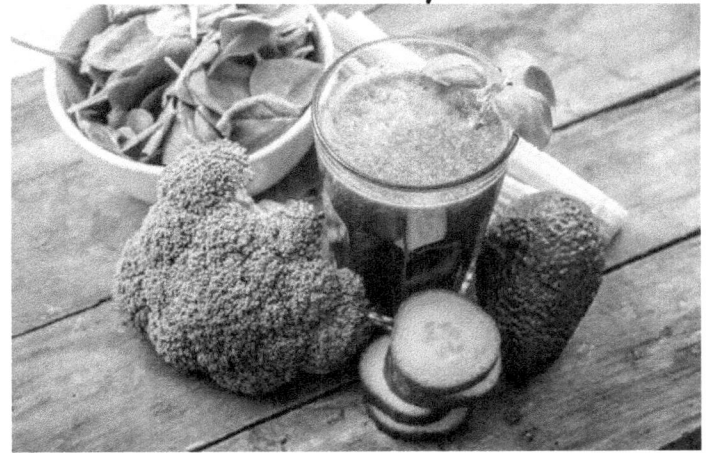

TIEMPO TOTAL DE PREPARACIÓN: 5 MINUTOS
PORCIONES: 2

INGREDIENTES
- 2 cucharadas de hojas de menta
- 1 limón
- 1 taza de espinacas
- 3 tallos de apio
- ½ pepino
- 1 taza de repollo verde
- 1 taza de brócoli
- ½ manzana roja
- Trozo de jengibre fresco de 1 pulgada, pelado

DIRECCIONES :
a) Lavar y picar todos los ingredientes.
b) Pasar por un exprimidor.

NUTRICIÓN
Calorías 141
Grasa 10,8 g
Grasa Saturada 1,6g
Sodio 112,6 mg
Carbohidratos 8,6g
Fibra 3,8g
Azúcar 1,6g
Proteína 4g

46. Mezcla de manzana, hinojo y apio

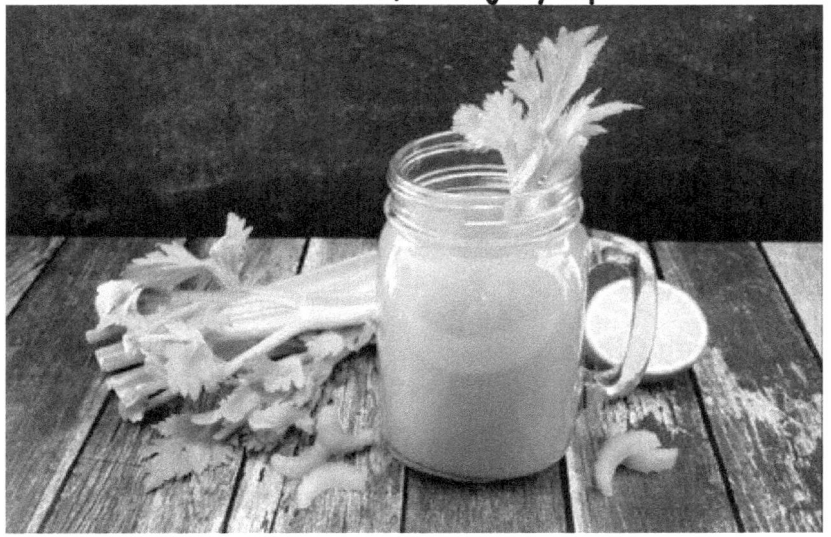

TIEMPO TOTAL DE PREPARACIÓN: 5 MINUTOS
PORCIONES: 2

INGREDIENTES:
- 2 tallos de apio
- 1 manojo de menta
- 1 cabeza de hinojo
- 1 manojo de perejil
- ½ manzana verde
- 2 jugo de limones

DIRECCIONES :
a) Licue todos los ingredientes para combinarlos y agregue agua si es necesario.

NUTRICIÓN
Calorías: 140

Proteína: 5g

Carbohidratos: 18g

Grasa: 4g

47. Batido de pepino, apio y col rizada

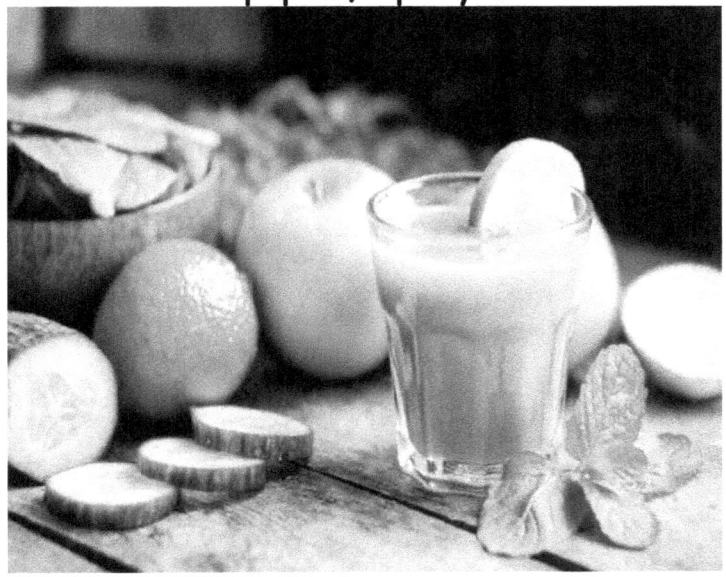

TIEMPO TOTAL DE PREPARACIÓN: 5 MINUTOS
PORCIONES: 2

INGREDIENTES:
- 1 pepino
- 3 ramas de apio
- Un manojo de menta fresca
- 2 hojas de col rizada
- ¼ de taza de jarabe de arce o disfrútelo sin
- 1 jugo de lima o limón

DIRECCIONES :
a) Mezclar todos los ingredientes hasta obtener la consistencia deseada.

NUTRICIÓN
Calorías: 254

Grasa total: 3 g

Carbohidratos totales: 54 g.

Fibra: 3 gramos

Proteína: 6 g

48. Batido de proteína de guisantes

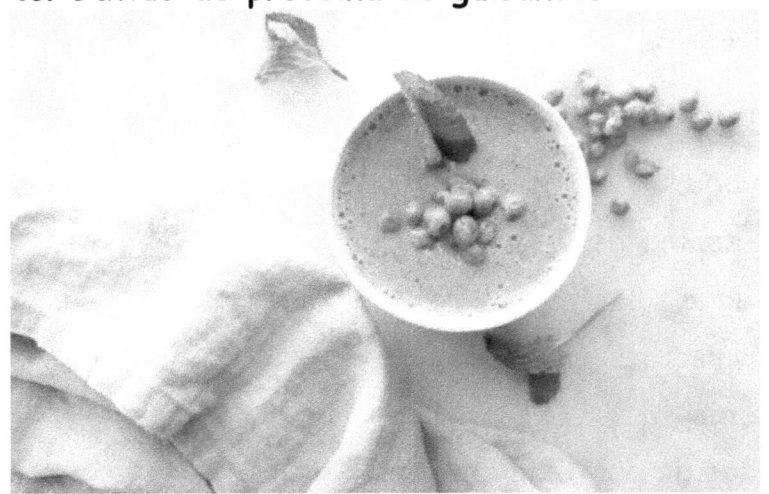

TIEMPO TOTAL DE PREPARACIÓN: 5 MINUTOS
PORCIONES: 2

INGREDIENTES:
- 1 taza de yogur
- manojo de espinacas
- ½ taza de agua
- ½ taza de guisantes frescos
- 6 hojas de menta
- 2 cucharadas de proteína en polvo
- 5 cubitos de hielo

DIRECCIONES
a) Mezclar todos los ingredientes hasta que quede suave.
b) Agrega hielo para enfriar
c) Utilice algunas hojas de menta para decorar al servir. Servir frío.

NUTRICIÓN
27 calorías

Grasa: 0,1 gramos

Carbohidratos: 4,8 g

Proteína: 1,8 g

49. Máquina de lechugas y judías verdes

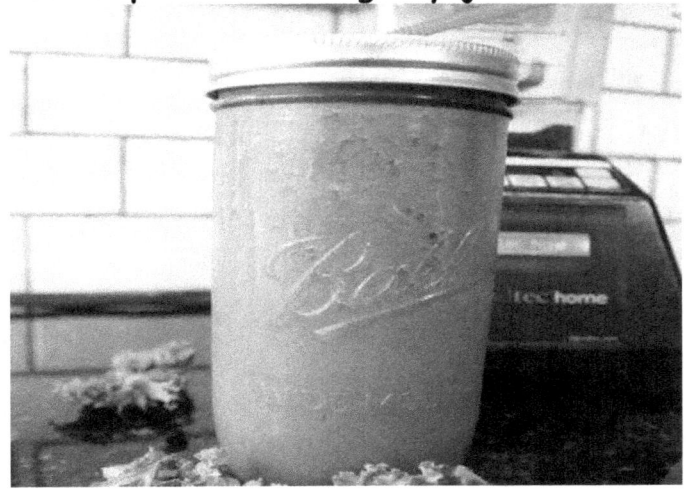

TIEMPO TOTAL DE PREPARACIÓN: 5 MINUTOS
PORCIONES: 1

INGREDIENTES
- 5 hojas de lechuga romana
- 2 tazas de judías verdes frescas
- 1 pepino
- 1 limón cortado en cuartos, pelado

DIRECCIONES :
a) Procesa los ingredientes a través de un exprimidor electrónico.

NUTRICIÓN
Calorías 195,2
Grasa total 13,9 g
Grasa saturada 1,9 g
Carbohidratos totales 17,7 g
Fibra dietética 6,2 g
Azúcares 1,5 g
Proteína 3,6 g

50. Cóctel de alcachofas de Jerusalén y cilantro

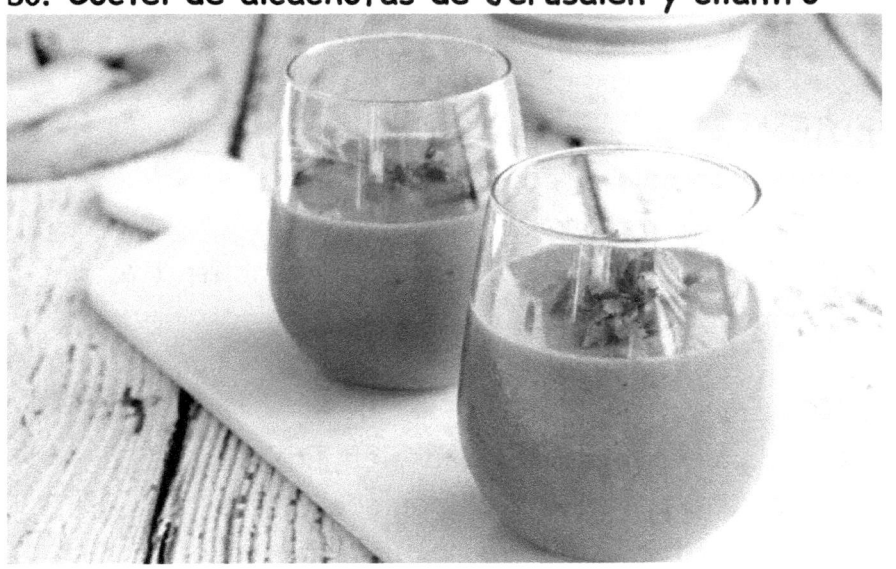

TIEMPO TOTAL DE PREPARACIÓN: 5 MINUTOS
PORCIONES: 1

INGREDIENTES:
- 4 rábanos, con cola y recortados
- 4 alcachofas de Jerusalén
- 1 manojo de cilantro fresco, aproximadamente 1 taza
- 3 zanahorias, recortadas

DIRECCIONES :
a) Procesa las alcachofas de Jerusalén, una a la vez, a través de tu exprimidor electrónico.
b) Enrolle el cilantro hasta formar una bola para comprimirlo y agregarlo.
c) Agrega los rábanos y las zanahorias.
d) Mezcle bien el jugo para combinar y sirva con hielo como desee.

NUTRICIÓN
Calorías: 64
Grasa: 0,4 g
Sodio: 72 mg
Carbohidratos: 14g
Fibra: 7g
Azúcares: 1,2g
Proteína: 3,5 g

JUGOS Y BATIDOS AGRIDULCES

51. Batido de fresa, linaza y manzana

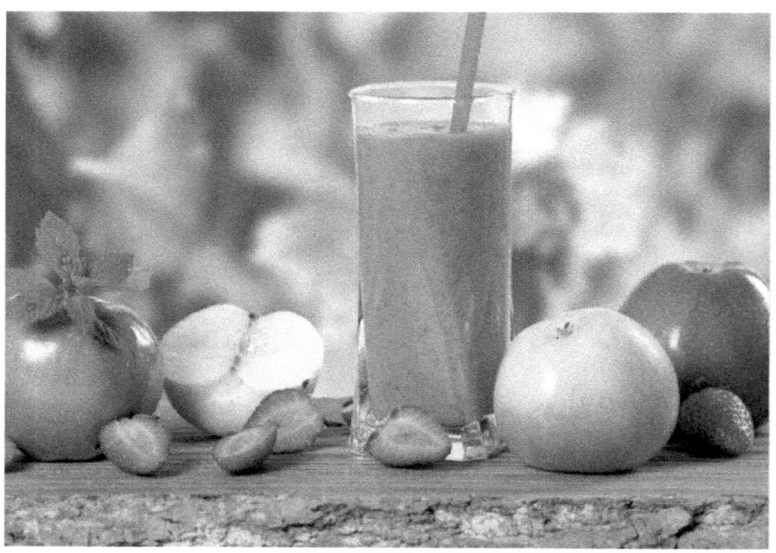

TIEMPO TOTAL DE PREPARACIÓN: 5 MINUTOS
PORCIONES: 2

INGREDIENTES:
- 3 manojos de verduras mixtas de primavera
- 2 tazas de agua
- 1 plátano, pelado
- 2 manzanas, sin corazón y en cuartos
- 1 ½ taza de fresas congeladas
- ¼ de taza de jarabe de arce o disfrútelo sin
- 2 cucharadas de linaza molida

DIRECCIONES :
a) Coloque los ingredientes en una licuadora hasta que estén cremosos.

NUTRICIÓN
Calorías: 101
Carbohidratos: 14,7 g
Proteína: 4,2 g
Grasa: 2,6 g

52. Jugo picante de jalapeño y remolacha

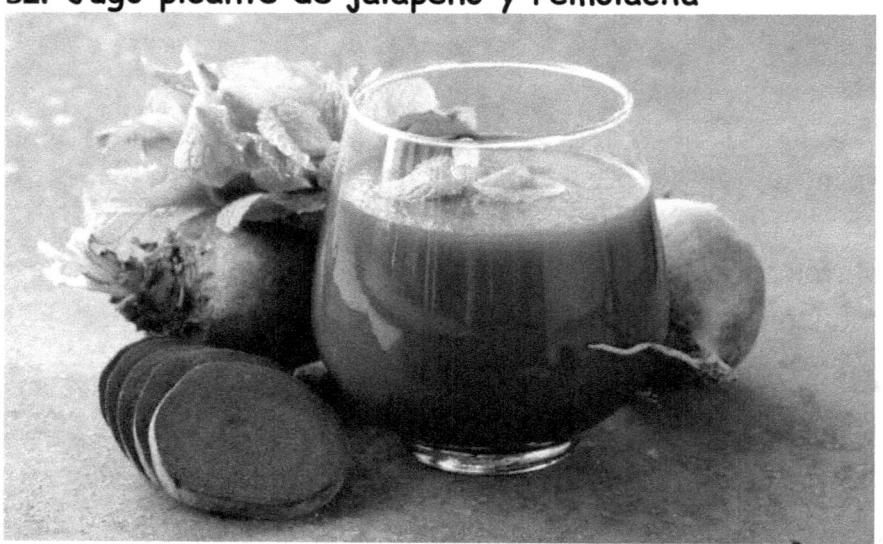

TIEMPO TOTAL DE PREPARACIÓN: 5 MINUTOS
PORCIONES: 1

INGREDIENTES
- 2 tazas de espinacas, picadas
- 5 zanahorias, peladas y picadas
- ½ lima, pelada
- 1 jalapeño
- 1 remolacha, pelada y picada
- 1 trozo de jengibre rallado
- 2 tallos de apio, picados

DIRECCIONES :
a) Coloca los trozos de frutas y verduras en tu exprimidor. Presione el exprimidor hasta que comience a fluir jugo fresco.

NUTRICIÓN
105 calorías
25 g de carbohidratos
0 g de grasa
2 g de proteína

53. Jugo de cereza ácida y albahaca

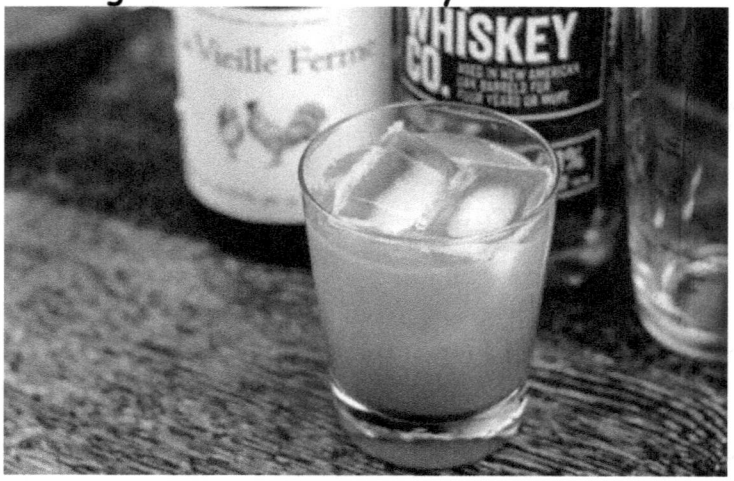

TIEMPO TOTAL DE PREPARACIÓN: 5 MINUTOS
PORCIONES: 1

INGREDIENTES
- ½ gota de aceite esencial de albahaca
- 1 taza de hojas de col rizada, cortadas en cubitos
- 1 taza de piña, en cubos
- 1 lima, pelada
- 2 pepinos, pelados
- 3 tallos de apio

DIRECCIONES :
a) Coloca los trozos de frutas y verduras en tu exprimidor. Presione el exprimidor hasta que comience a fluir jugo fresco.
b) Agrega el aceite esencial de albahaca al gusto y disfruta.

NUTRICIÓN
Calorías: 159
Grasa: 1,5 g
Sodio: 10,8 mg
Carbohidratos: 36,9g
Azúcares: 32,8g
Fibra: 0g
Proteína: 0,8 g

54. Batido de berros y arándanos

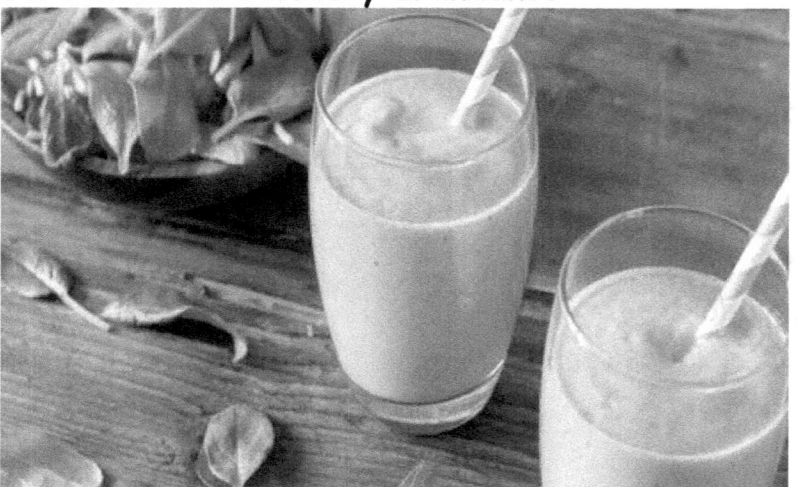

TIEMPO TOTAL DE PREPARACIÓN: 5 MINUTOS
PORCIONES: 2

INGREDIENTES:
- 2 tazas de berros
- 1 taza de piña
- 1 plátano maduro, en rodajas
- 1 naranja, pelada y picada
- 1 dátil Medjool sin hueso
- 1 cucharada de pasto de trigo en polvo
- Agua purificada

DIRECCIONES :
a) Agrega todos los ingredientes excepto el agua purificada a una licuadora.
b) Agregue agua hasta obtener la consistencia deseada.
c) Procese hasta que quede suave.

NUTRICIÓN

Calorías 198

Grasa 1g

Carbohidratos 47g

Proteína 5g

55. Batido de limón verde y pepino

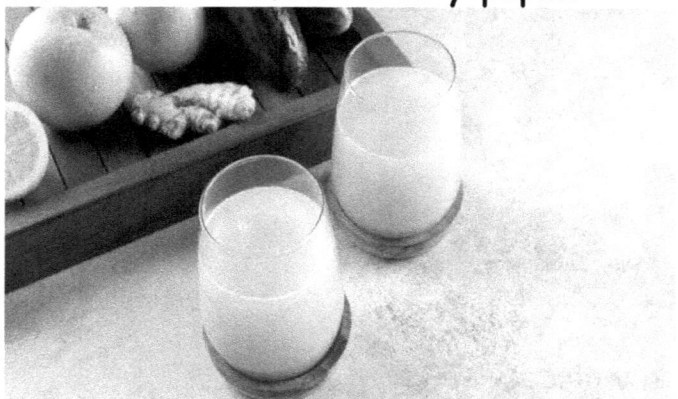

TIEMPO TOTAL DE PREPARACIÓN: 5 MINUTOS
PORCIONES: 2

INGREDIENTES:

- 1 pepino
- 1 pera, cortada en rodajas y sin corazón
- 1 manzana en rodajas y sin corazón
- 1 nuez de jengibre rallado
- ½ taza de agua
- jugo de ½ limón
- una cucharada de maca
- ½ taza de agua helada

DIRECCIONES :

a) Coloca todos estos ingredientes en la licuadora hasta que estén cremosos.

NUTRICIÓN

Calorías: 112

Carbohidratos: 30,5g

Proteína: 2g

Grasa: 0,5 g

56. Batido de frutas y proteínas verdes

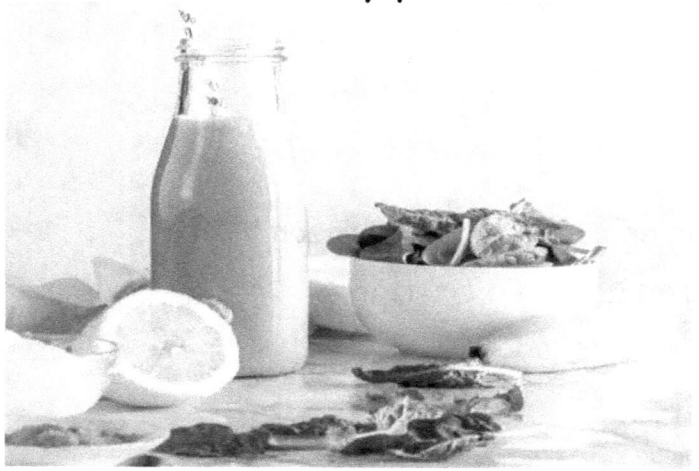

TIEMPO TOTAL DE PREPARACIÓN: 5 MINUTOS
PORCIONES: 4

INGREDIENTES:

- ½ taza de yogur griego natural
- 2 cucharadas de proteína en polvo
- ½ taza de arándanos
- ½ taza de duraznos, rebanados
- ½ taza de piña, en rodajas
- ½ taza de fresas
- ½ taza de mango, rebanado
- 1 manojo de col rizada
- ½ taza de agua

DIRECCIONES :

a) Coloque todos estos ingredientes en la licuadora y mezcle bien.

NUTRICIÓN

Calorías: 330

Carbohidratos: 53g

Proteína: 5g

Grasa: 13g

57. Batido de verduras, chía y mango

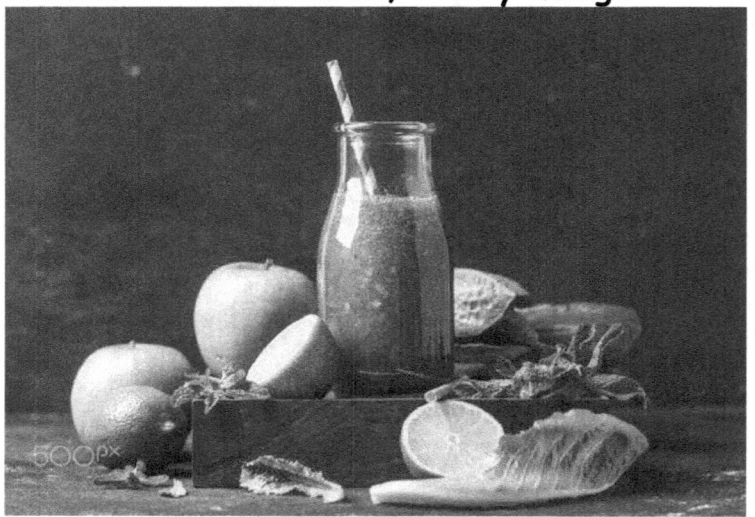

TIEMPO TOTAL DE PREPARACIÓN: 5 MINUTOS
PORCIONES: 2

INGREDIENTES:

- 1 mango maduro, cortado en cubitos
- 1 naranja, pelada, sin corazón y picada
- 1 taza de frambuesas congeladas
- 2 cucharadas de semillas de chía
- 2 cucharadas de proteína de vainilla en polvo
- 1 cucharada de linaza molida
- ½ taza de agua

DIRECCIONES :

a) Agrega todos los ingredientes excepto el agua purificada a una licuadora.
b) Agregue agua hasta obtener la consistencia deseada. Procese hasta que quede suave.

NUTRICIÓN

Calorías: 345

Grasa total: 9,9 g

Carbohidratos: 39g

Proteína: 32g.

58. Mezcla de jengibre, manzana y zanahoria

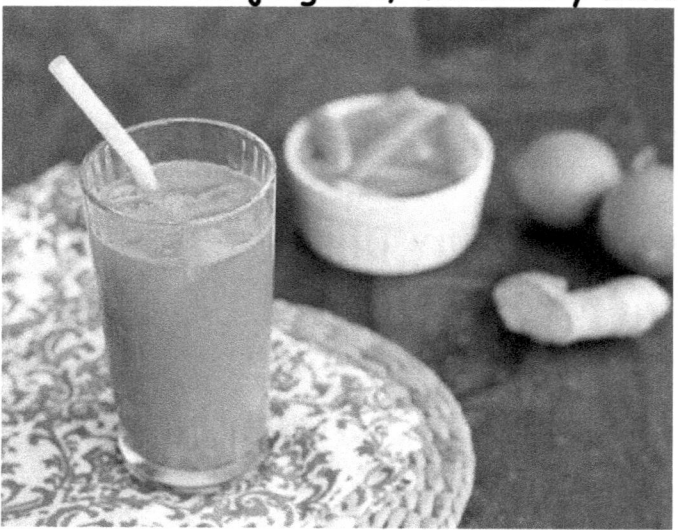

TIEMPO TOTAL DE PREPARACIÓN: 5 MINUTOS
PORCIONES: 2

INGREDIENTES
- 5 zanahorias
- 2 manzanas, picadas
- 1/2 pulgada de jengibre fresco
- 1/4 limón

DIRECCIONES :
a) Exprime todos los ingredientes.
b) Disfrutar.

NUTRICIÓN
Calorías: 348 kcal
Carbohidratos: 46g
Proteína: 12g
Grasa: 14g
Grasa saturada: 1g
Sodio: 88 mg
Fibra: 10g
Azúcar: 29g

59. Tomate, Pepino y Limón

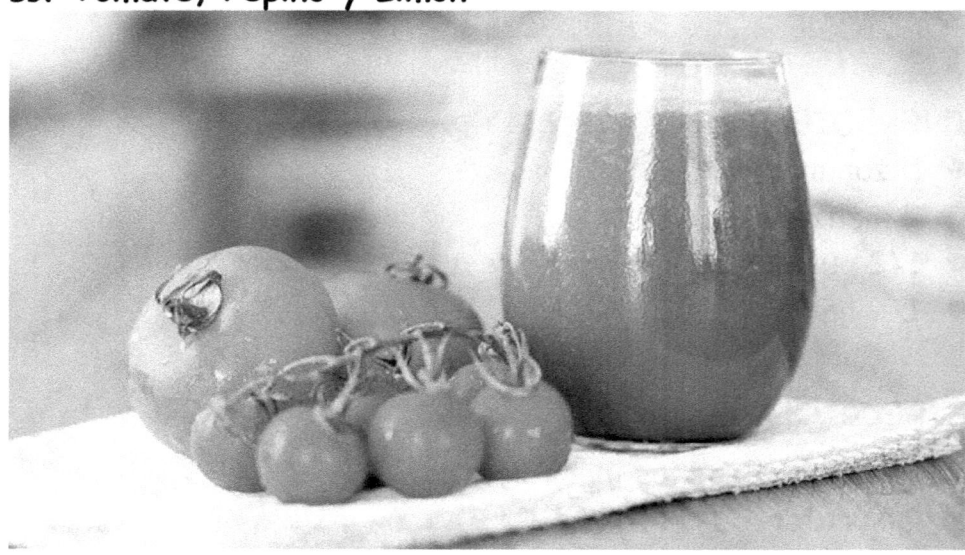

TIEMPO TOTAL DE PREPARACIÓN: 5 MINUTOS
PORCIONES: 2

INGREDIENTES:

- 1 pepino
- 1 tallo de apio
- 1 manojo de perejil
- 2 limones meyer
- 2 tomates
- Perilla de jengibre de 1 pulgada

DIRECCIONES :

a) Licúa todos los ingredientes para combinarlos.
b) Agregue agua si es necesario.

NUTRICIÓN

Calorías: 83

Carbohidratos: 17g

Proteína: 5g

Grasa: 1g

60. Mezcla de jugo dulce y picante

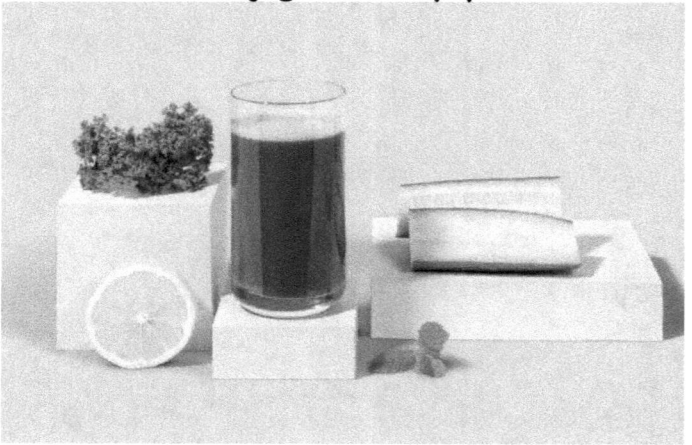

TIEMPO TOTAL DE PREPARACIÓN: 5 MINUTOS
PORCIONES: 1

INGREDIENTES:
- 1 lima, pelada
- 1 taza de espinacas
- 1 pepino, pelado
- 3 manzanas, peladas y picadas
- 1 trozo de jengibre, pelado
- 2 tallos de apio, picados

DIRECCIONES :
a) Coloca los trozos de frutas y verduras en tu exprimidor.
b) Presione el exprimidor hasta que comience a fluir jugo fresco.

NUTRICIÓN
Calorías 34
Grasa total 0 gramos
Sodio 1,7 mg
Carbohidratos 9,1 gramos
Fibra 0,1 gramos
Azúcares 8,4 gramos
Proteína 0,1 gramos

FRUTAS Y VERDES

61. de bayas verdes

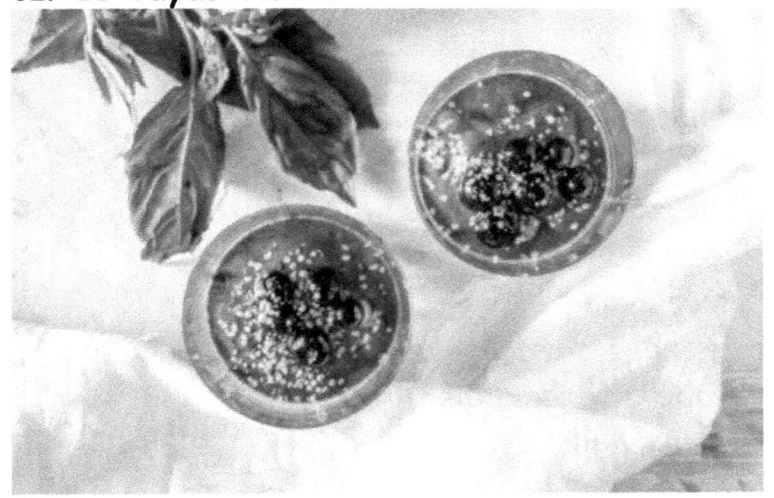

Porciones: 2

Ingredientes :
3 puñados de espinacas
2 tazas de agua
1 manzana, sin corazón y en cuartos
1 taza de mango congelado
1 taza de fresas congeladas
1 puñado de uvas frescas o congeladas sin semillas
$\frac{1}{4}$ de taza de jarabe de arce o disfrútelo sin
2 cucharadas de linaza molida

Direcciones:
Coloque las verduras de hojas verdes y el agua en una licuadora y mezcle hasta que la mezcla tenga una consistencia similar a un jugo verde.
Detenga la batidora y agregue los ingredientes restantes. Licue hasta que esté cremoso.

información nutricional
Calorías 59
Grasa 2,6 g
Carbohidratos 52g
Proteína 12g

62. Batido quemagrasas

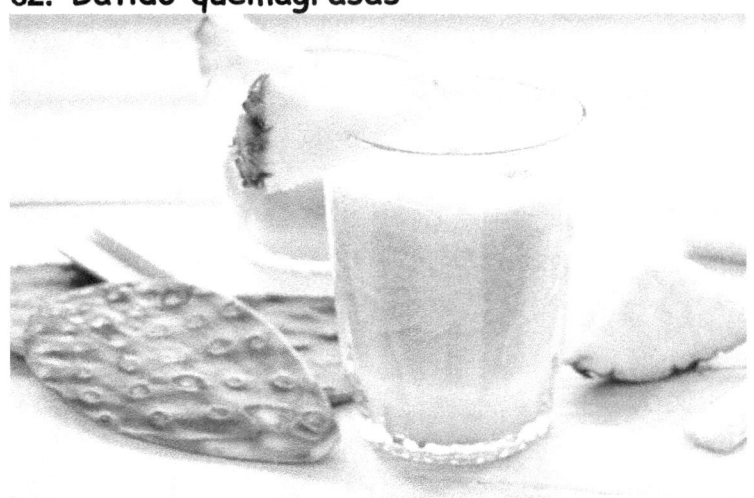

Porciones: 2

Ingredientes
1 taza de espinacas frescas, picadas
2 cucharadas de menta fresca
1 tallo de apio, picado
½ taza de té verde preparado
½ pomelo grande
1 taza de piña, picada
¼ de aguacate, picado

Direcciones:
Mezcla las espinacas, la menta y el apio junto con el té verde.
Mezclar hasta que esté suave.
Agrega los ingredientes restantes.
Licuar nuevamente y servir.

Nutrición
Calorías: 71
Carbohidratos: 24g
Proteína: 1g
Grasa: 2g

63. Batido de manzana y fresa

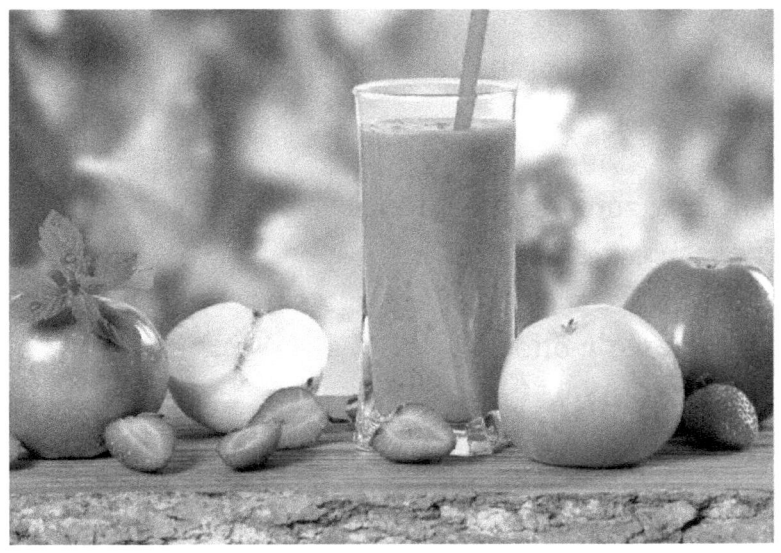

Porciones: 2

Ingredientes :
3 puñados de verduras mixtas de primavera
2 tazas de agua
1 plátano, pelado
2 manzanas, sin corazón y en cuartos
1 ½ taza de fresas congeladas
¼ de taza de jarabe de arce o disfrútelo sin
2 cucharadas de linaza molida

Direcciones:
Coloque las verduras de hojas verdes y el agua en una licuadora y mezcle hasta que la mezcla tenga una consistencia similar a un jugo verde.
Detenga la batidora y agregue los ingredientes restantes. Licue hasta que esté cremoso.

Nutrición
Calorías: 101
Carbohidratos: 14,7 g
Proteína: 4,2 g
Grasa: 2,6 g

64. Batido de bayas verdes

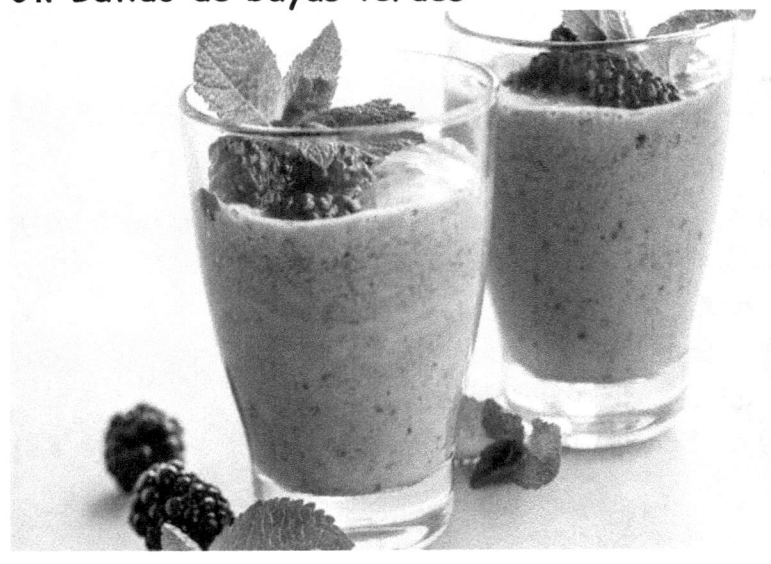

Porciones: 2

Ingredientes :
1 puñado de verduras mixtas de primavera
2 puñados de espinacas
2 tazas de agua
1½ tazas de arándanos congelados
1 plátano, pelado
1 manzana, sin corazón y en cuartos
¼ de taza de jarabe de arce o disfrútelo sin
2 cucharadas de linaza molida

Direcciones:
Coloque las verduras de hojas verdes y el agua en una licuadora y mezcle hasta que la mezcla tenga una consistencia similar a un jugo verde.
Detenga la batidora y agregue los ingredientes restantes. Licue hasta que esté cremoso.

Nutrición
Calorías 157,9
Grasa 0,8 gramos
Carbohidratos 37,1 g
Proteína 4,3 g

65. de bayas y melocotón

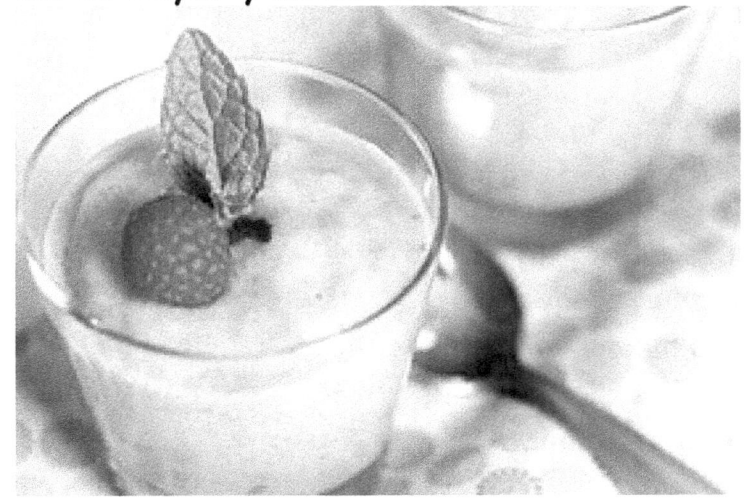

Porciones: 2

Ingredientes :
2 puñados de col rizada
1 puñado de espinacas
2 tazas de agua
2 manzanas, sin corazón y en cuartos
1½ tazas de duraznos congelados
1½ tazas de bayas mixtas congeladas
¼ de jarabe de arce o disfrutar sin
2 cucharadas de linaza molida

Direcciones:
Coloque las verduras de hojas verdes y el agua en una licuadora y mezcle hasta que la mezcla tenga una consistencia similar a un jugo verde.
Detenga la batidora y agregue los ingredientes restantes. Licue hasta que esté cremoso.

Nutrición
Calorías 59
Grasa 3 gramos
Hidratos de carbono 36 g
Proteína 11g

66. de espinacas y bayas de durazno

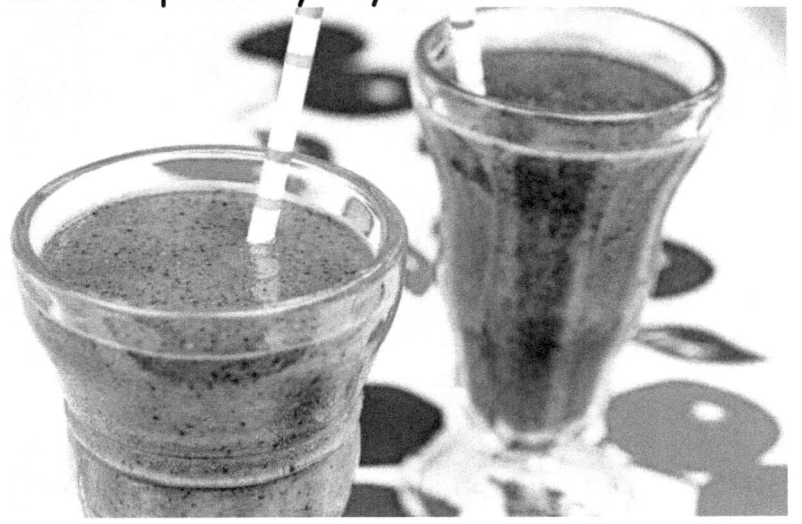

Porciones: 2

Ingredientes :
3 puñados de espinacas
2 tazas de agua
1 taza de duraznos congelados
1 puñado de uvas frescas sin semillas
1½ tazas de arándanos
¼ de taza de jarabe de arce o disfrútelo sin

Direcciones:
Coloca las espinacas y el agua en la licuadora y licúa hasta que la mezcla tenga una consistencia similar a un jugo verde. Detenga la batidora y agregue los ingredientes restantes.
Licue hasta que esté cremoso.

Nutrición
Calorías: 98,6
Grasa: 3,8 gramos
Carbohidratos: 42,7 g
Fibra dietética: 9,2 g
Proteína: 8,2 g

67. Batido de piña y espinacas

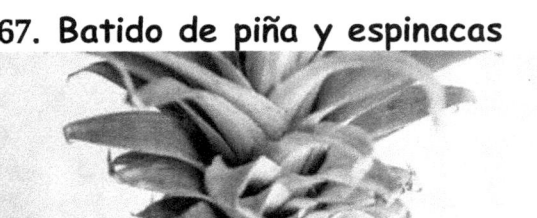

Porciones: 2

Ingredientes :
2 tazas de espinacas frescas, envueltas
1 taza de trozos de piña
2 tazas de duraznos congelados
2 plátanos, pelados
¼ de taza de jarabe de arce o disfrútelo sin
2 tazas de agua
2 cucharadas de linaza molida

Direcciones:
Coloca las espinacas y el agua en la licuadora y licúa hasta que la mezcla tenga una consistencia similar a un jugo verde. Detenga la batidora y agregue los ingredientes restantes.
Licue hasta que esté cremoso.

Nutrición
Calorías 94.0
Grasa 4,0 gramos
Carbohidratos 40,3 g.
Proteína 5g

68. Batido de piña y bayas

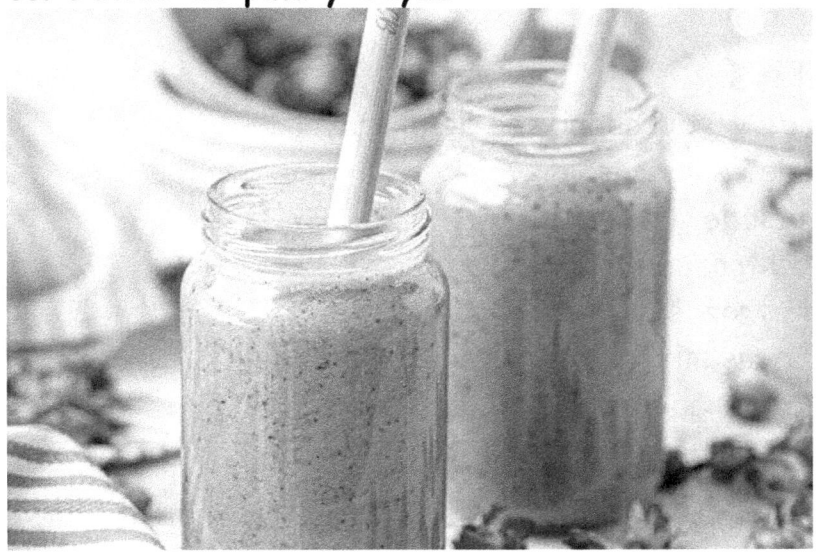

Porciones: 2

Ingredientes :
2 puñados de verduras mixtas de primavera
2 puñados de espinacas
1 plátano, pelado
1 ½ tazas de trozos de piña
1 ½ tazas de trozos de mango congelados
1 taza de bayas mixtas congeladas
¼ de taza de jarabe de arce o disfrútelo sin
2 tazas de agua
2 cucharadas de linaza molida

Direcciones:
Coloque las verduras de hojas verdes y el agua en una licuadora y mezcle hasta que la mezcla tenga una consistencia similar a un jugo verde. Detenga la batidora y agregue los ingredientes restantes.
Licue hasta que esté cremoso.

Nutrición
Calorías 126
Grasa total 0,6 g
Carbohidratos 31g
Proteína 1,3g

69. Batido de arándanos

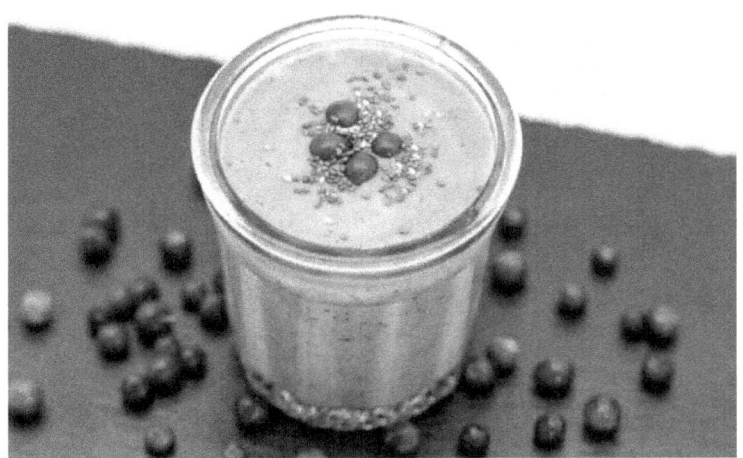

Porciones: 2

Ingredientes :
1-1½ tazas (200-300 ml) de agua
½ taza (100 ml) de almendras remojadas
2 albaricoques remojados
¼ de taza (50 ml) de arándanos, congelados o descongelados

Direcciones:
Mezclar 200 ml de agua con almendras para hacer leche.
Colar a través de un colador o una bolsa de leche de nueces.
Vierte la leche colada en la licuadora.
Agregue los albaricoques y haga puré nuevamente.
Incorpora las bayas y agrega más agua hasta obtener la consistencia deseada.

Nutrición
Calorías 140,2
Grasa total 0,6 g
Carbohidratos 29,9 g
Proteína 4,4 g

70. Batido de espinacas, col rizada y bayas

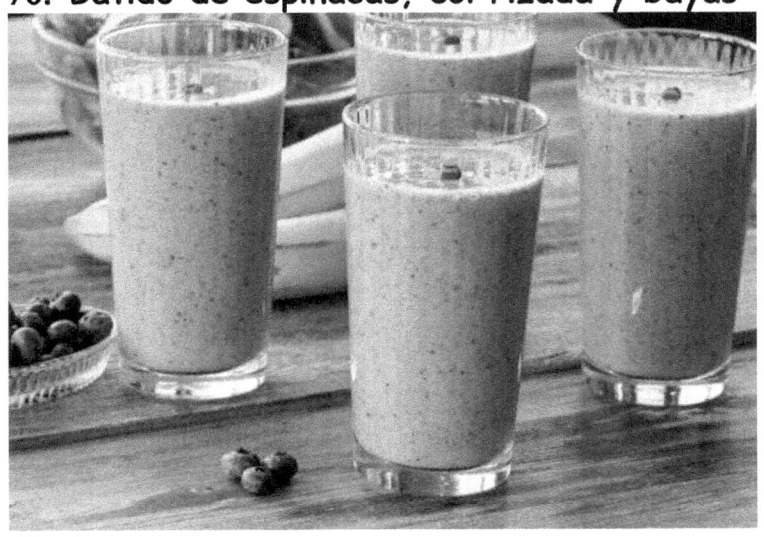

Porciones: 2

Ingredientes :
2 puñados de col rizada
2 puñados de espinacas
2 tazas de agua
1 manzana, sin corazón y en cuartos
1 plátano, pelado
1½ tazas de arándanos congelados
¼ de taza de jarabe de arce o disfrútelo sin
2 cucharadas de linaza molida
OPCIONAL: 1 cucharada de proteína en polvo

Direcciones:
Coloque las verduras de hojas verdes y el agua en una licuadora y mezcle hasta que la mezcla tenga una consistencia similar a un jugo verde. Detenga la batidora y agregue los ingredientes restantes.
Licue hasta que esté cremoso.

Nutrición
Calorías 313,1
Grasa total 4,0 g
Carbohidratos totales 70,7 g
Proteína 7,1 g

71. Batido de manzana y mango

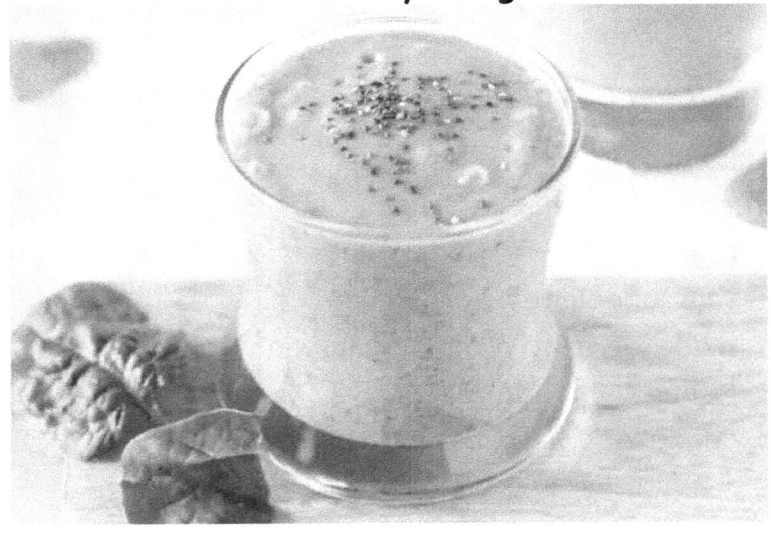

Porciones: 2

Ingredientes :
3 puñados de espinacas
2 tazas de agua
1 manzana, sin corazón y en cuartos
1½ tazas de mangos
2 tazas de fresas congeladas
¼ de taza de jarabe de arce o disfrútelo sin
2 cucharadas de linaza molida
OPCIONAL: 1 cucharada de proteína en polvo

Direcciones:
Coloca las espinacas y el agua en la licuadora y licúa hasta que la mezcla tenga una consistencia similar a un jugo verde. Detenga la licuadora y agregue los ingredientes restantes a la licuadora.
Licue hasta que esté cremoso.

Nutrición
186 calibre
40 g de carbohidratos
0 g de grasa
2 g de proteína

72. Batido de col rizada y piña

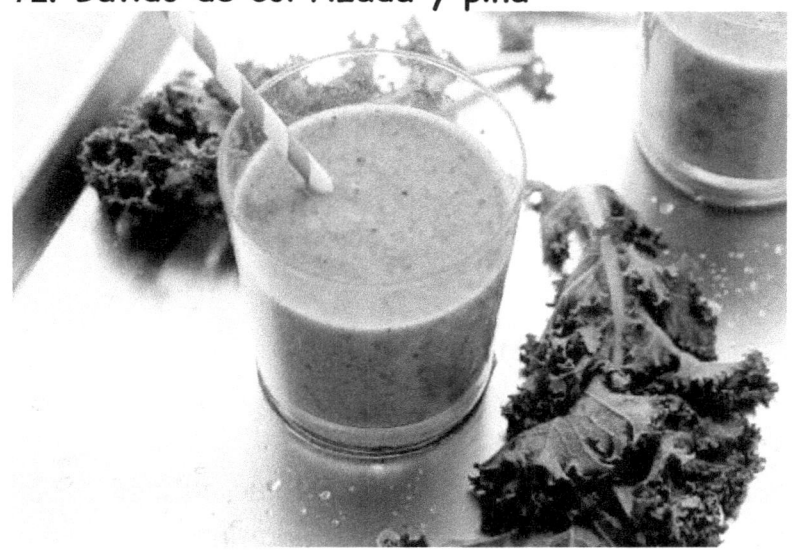

Porciones: 2

Ingredientes :
2 puñados de col rizada
1 puñado de verduras mixtas de primavera
2 tazas de agua
1½ tazas de duraznos congelados
2 puñados de trozos de piña
2 cucharadas de linaza molida

Direcciones:
Coloque las verduras de hojas verdes y el agua en una licuadora y mezcle hasta que la mezcla tenga una consistencia similar a un jugo verde. Detenga la batidora y agregue los ingredientes restantes.
Licue hasta que esté cremoso.

Nutrición
Calorías: 97
Carbohidratos: 42g
Proteína: 12g
Grasa: 2g

73. Batido adelgazante diario de lima y eneldo

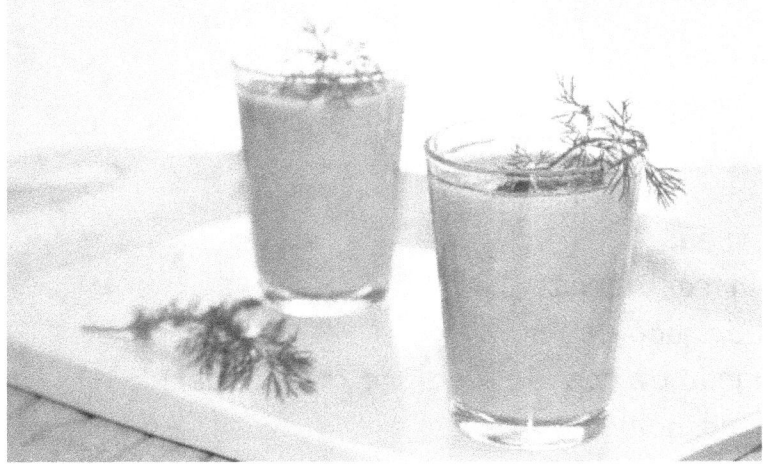

Porciones: 2

Ingredientes :
½ pera
1 taza de pepino picado y sin semillas
¼ de taza de eneldo fresco picado
1 aguacate pequeño
1 taza de espinacas tiernas
2 cucharadas de jugo de lima
Nuez de 1 pulgada de raíz de jengibre fresca, pelada
1 taza de piña congelada
1 ¼ tazas de agua
3 a 4 cubitos de hielo

Direcciones:
Coloque todos los ingredientes excepto el helado en una licuadora y procese hasta que quede suave y cremoso. Agrega el hielo y procesa nuevamente. Beber frío.

Nutrición
Calorías 284
Grasa 20g
Carbohidratos 15g
Fibra 9g
Proteína 14g

74. Batido de ensueño de col rizada verde melocotón

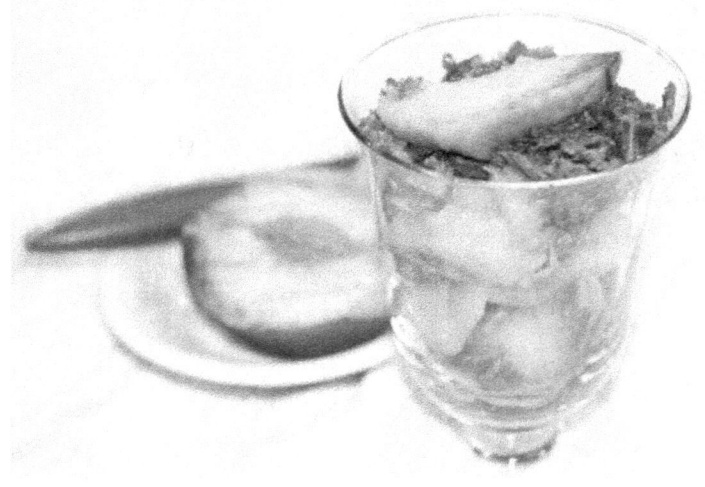

Porciones: 2

Ingredientes :
½ aguacate
1 taza de duraznos congelados orgánicos congelados
1 plátano congelado, cortado en trozos
2 cucharadas de jugo de limón fresco
1 ¼ tazas de agua
Un puñado de col rizada
3 a 4 cubitos de hielo

Direcciones:
Coloque todos los ingredientes excepto el helado en una licuadora y procese hasta que quede suave y cremoso. Agregue el hielo y los dátiles (si los usa) y procese nuevamente. Beber frío.

Nutrición
Calorías 78
Grasa 2,5 g
Carbohidratos 85,4g
Fibra Dietética 14g
Proteína 17,2g

75. Batido refrescante de sandía

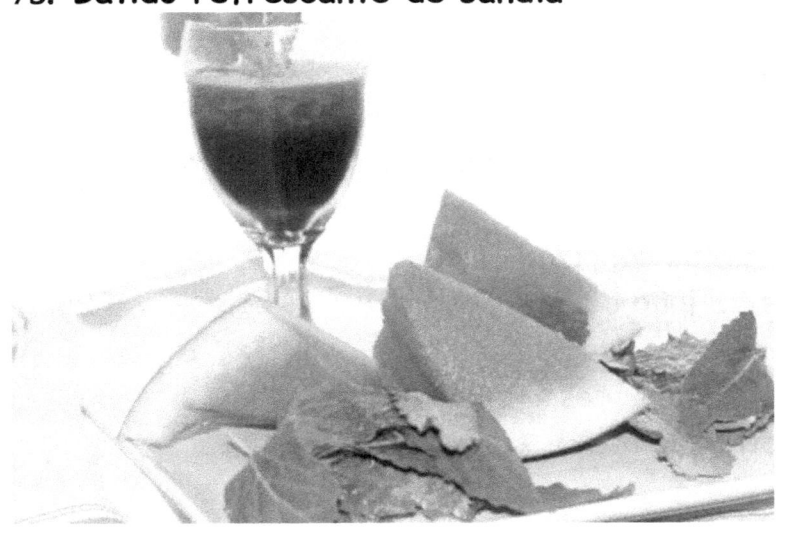

Porciones: 2

Ingredientes :
2 tazas de sandía sin semillas cortada en cubitos
1 pepino entero, pelado, sin semillas y picado en trozos grandes
1 puñado grande de col rizada picada
3 cucharadas de jugo de lima fresco
1/4 taza de menta fresca picada
1/4 taza de albahaca fresca picada
1 taza de cubitos de hielo

Direcciones:
Coloca la sandía y el pepino en una licuadora y procesa hasta que quede suave y cremoso.
Agrega los ingredientes restantes y procesa nuevamente.
Beber helado.

Nutrición
Calorías 70
Grasa 0g
Carbohidratos 16g
Proteína 1g

76. Batido de manzana y canela

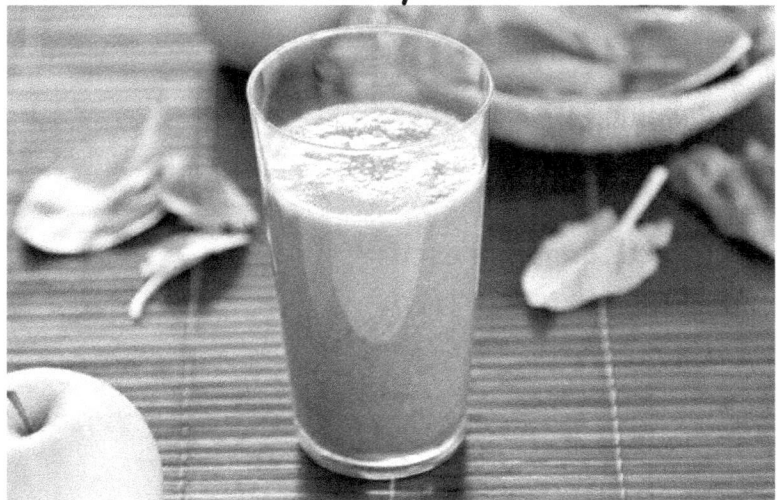

Porciones: 2

Ingredientes :
1 plátano congelado, cortado en trozos pequeños
1 manzana Granny Smith orgánica, sin corazón y picada (con piel)
1 cucharada de jugo de limón fresco
1 puñado grande de espinacas tiernas
1 taza de agua fría
2 a 3 dátiles sin hueso
1/2 cucharadita de canela
1/8 cucharadita de nuez moscada
4 a 5 cubitos de hielo

Direcciones:
Coloque todos los ingredientes excepto el helado en una licuadora y procese hasta que quede suave y cremoso. Agrega el hielo y procesa nuevamente. Beber frío.

Nutrición
Calorías: 277
Grasa: 6g
Carbohidratos: 47g
Proteína: 10g

77. Batido de chocolate y chía

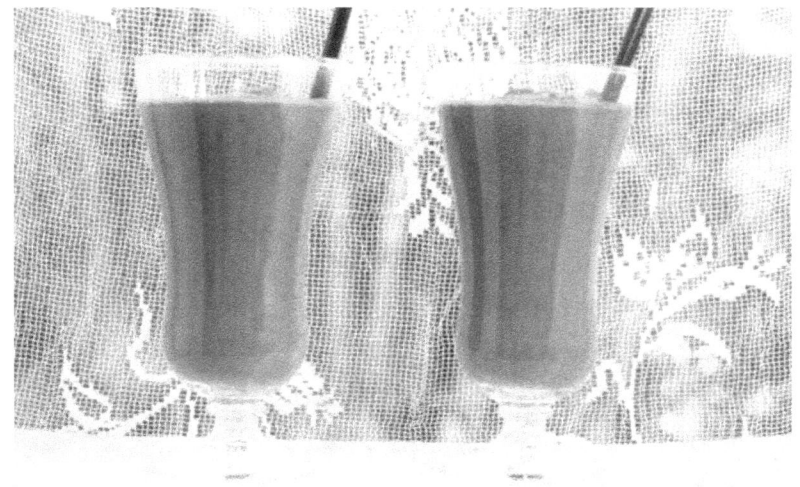

Porciones: 2

Ingredientes :
1 taza de agua
1 ½ taza de fresas orgánicas congeladas
1 cucharada de semillas de chía
2 cucharadas de semillas de cacao crudas
1 cucharada de cacao crudo en polvo
6 nueces de macadamia crudas
3 dátiles sin hueso
1 plátano congelado, cortado en trozos pequeños
1 puñado grande de col rizada picada
4 a 5 cubitos de hielo

Direcciones:
Coloca el agua y las fresas en una licuadora y procesa hasta que quede suave y cremoso.
Agrega las semillas de chía, las semillas de cacao, el cacao en polvo y las nueces de macadamia; Procese durante 1 minuto completo. Agrega los dátiles, el plátano congelado y la col rizada y procesa nuevamente hasta que estén bien combinados. Agrega el hielo y procesa nuevamente.
Servir helado.

Nutrición
Calorías 163
Grasa 10 gramos
Carbohidratos 7g
Proteína 13 g

78. verde y jengibre

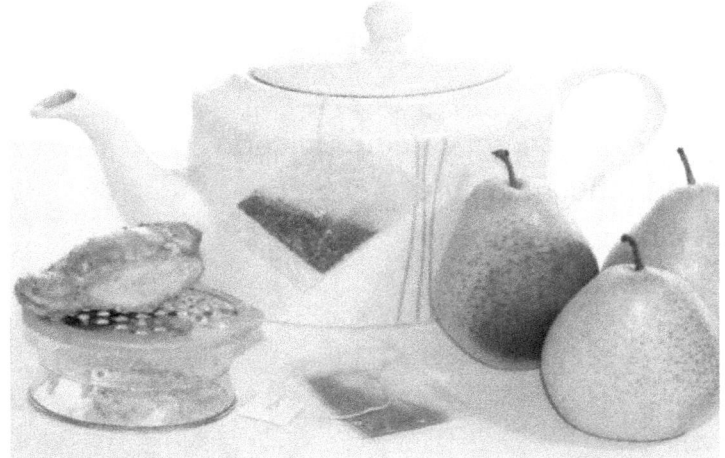

Porciones: 2

Ingredientes :
1 pera anjou, picada
1 cucharadita de raíz de jengibre recién picada
1 puñado grande de lechuga romana picada
1 cucharada de semillas de cáñamo
1 taza de té verde sin azúcar, frío
7 a 9 cubitos de hielo

Direcciones:
Coloque todos los ingredientes excepto el helado en una licuadora y procese hasta que quede suave y cremoso. Agrega el hielo y procesa nuevamente. Beber frío.

Nutrición
Calorías: 114
Carbohidratos: 62g
Proteína: 24g
Grasa: 21g

79. Batido de colada verde

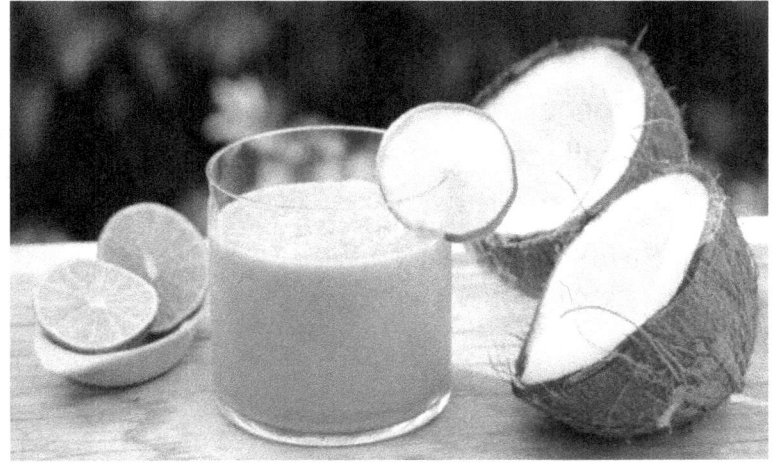

Porciones: 2

Ingredientes :
1 taza de piña picada congelada
3 cucharadas de coco rallado crudo, sin azúcar
1 cucharada de jugo de limón fresco
1 puñado de hojas tiernas de espinaca
3 dátiles sin hueso (remojados y blandos)
1 taza de agua
4 a 5 cubitos de hielo

Direcciones:
Coloque todos los ingredientes excepto el helado en una licuadora y procese hasta que quede suave y cremoso.
Agrega el hielo y procesa nuevamente.
Beber helado.

Nutrición
325 calorías
proteína 26,5g
carbohidratos 35,4g
grasa 9,2 g

80. Batido de menta con chispas de chocolate

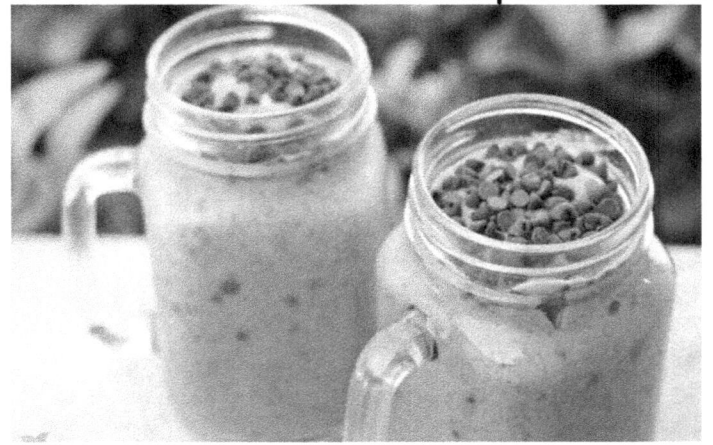

Porciones: 2

Ingredientes :
1 plátano congelado, cortado en trozos pequeños
1/2 taza de duraznos congelados
1/2 taza de nueces de macadamia crudas
1/3 taza de hojas de menta fresca picadas
3 cucharadas de semillas de cacao crudas
2 a 3 dátiles sin hueso
1/2 cucharadita de extracto puro de vainilla
1 ½ tazas de agua
3 o 4 cubitos de hielo

Direcciones:
Coloque todos los ingredientes excepto el helado en una licuadora y procese hasta que quede suave y cremoso. Agrega el hielo y procesa nuevamente. Beber frío.

Nutrición
Calorías 310
Grasa 11g
Carbohidratos 32g
Proteína 24g

81. Batido de delicias Sunny C

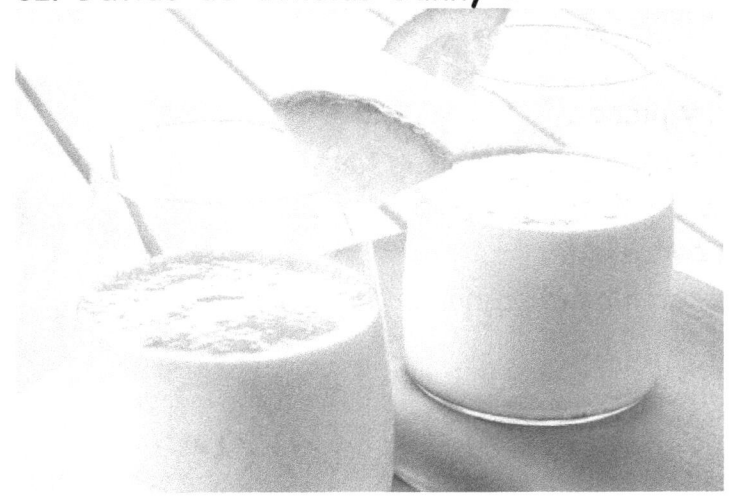

Porciones: 2

Ingredientes :
1 naranja, pelada y picada
1 kiwi, pelado y picado
5 dátiles sin hueso (remojados y ablandados)
1/2 taza de piña congelada
2 cucharadas de semillas de cáñamo
1/2 taza de agua
3 a 4 cubitos de hielo

Direcciones:
Coloque todos los ingredientes excepto el helado en una licuadora y procese hasta que quede suave y cremoso.

Nutrición
1,4 g de carbohidratos totales
0,2 g de grasa
0,1 g de proteína
10 calorías

82. Batido de fresas y nata

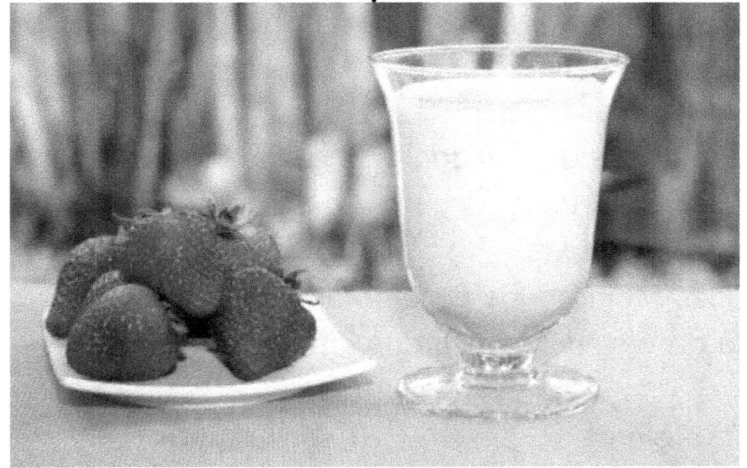

Porciones: 2

Ingredientes :
1/4 taza de avena a la antigua
3 cucharadas de nueces de macadamia crudas picadas (preferiblemente remojadas durante 1 a 2 horas)
1 taza de fresas congeladas
4 dátiles sin hueso (remojados para ablandar)
1/4 cucharadita de extracto puro de vainilla
1 taza de agua
3 a 4 cubitos de hielo

Direcciones:
Coloque todos los ingredientes excepto el helado en una licuadora y procese hasta que quede suave y cremoso.

Nutrición
Calorías: 210
Proteína: 5g
Grasa: 4,5 g
Carbohidratos: 40g

83. Batido de lima sin leche

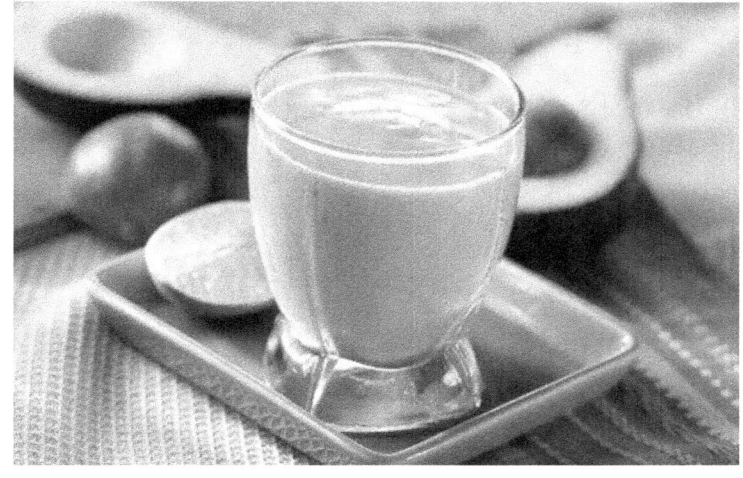

Porciones: 2

Ingredientes :
1 plátano congelado, cortado en trozos pequeños
1/4 taza de puré de aguacate
2 cucharadas de jugo de lima
5 a 6 dátiles sin hueso (remojados y ablandados)
1/4 taza de anacardos crudos
1/8 cucharadita de extracto puro de vainilla
1/8 cucharadita de sal marina sin refinar
1 taza de agua
8 cubitos de hielo

Direcciones:
Coloque todos los ingredientes excepto el helado en una licuadora y procese hasta que quede suave y cremoso. Agrega el hielo y procesa nuevamente. Beber frío.

Nutrición
Calorías 370
Grasa total 0,5 g
Carbohidratos 89g
Proteína 2g

84. de jengibre y arándanos silvestres

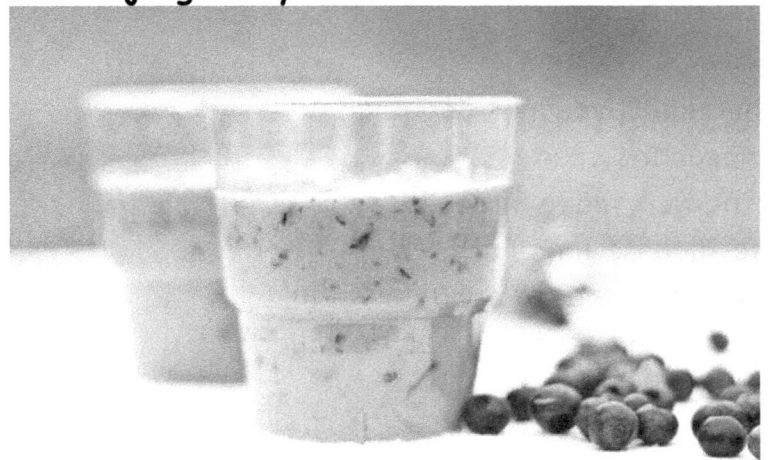

Porciones: 2

Ingredientes :
1 taza de arándanos silvestres congelados
1/4 taza de anacardos crudos
1 plátano, cortado en trozos pequeños
1 cucharada de jugo de limón fresco
1/2 cucharadita de extracto puro de vainilla
1 cucharada de raíz de jengibre recién rallada
5 a 6 dátiles sin hueso
1 taza de agua fría
5 a 6 cubitos de hielo

Direcciones:
Coloque todos los ingredientes excepto el helado en una licuadora y procese hasta que quede suave y cremoso. Agrega el hielo y procesa nuevamente. Beber frío.

Nutrición
Calorías 272
Grasa 15g
Carbohidratos 32g
Proteína 3g

85. Batido de capuchino

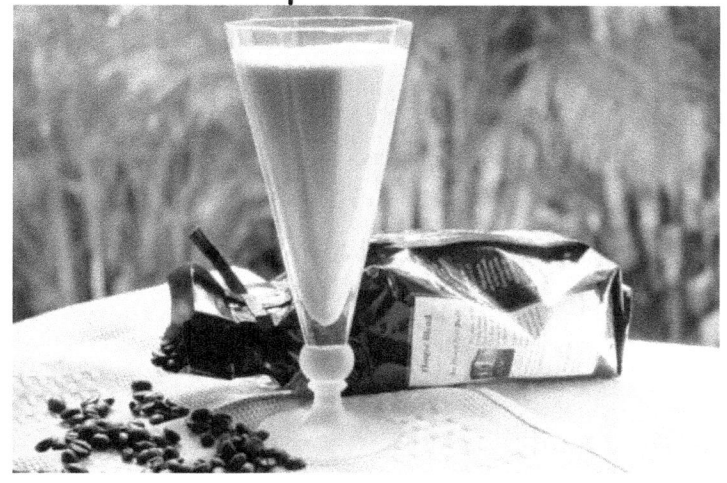

Porciones: 6

Ingredientes :
1 plátano, cortado en trozos pequeños
2 cucharadas de semillas de cáñamo
8 almendras
1 cucharadita de espresso instantáneo en polvo
1/2 cucharadita de canela
1 cucharadita de extracto puro de vainilla
3 dátiles Medjool
1 ½ tazas de leche de almendras

Direcciones:
Coloque todos los ingredientes en una licuadora y procese hasta que quede suave y cremoso.

Nutrición
Calorías 1340
Grasa 39g
Carbohidratos 245g
Proteína 4g

86. Batido de cereza y vainilla

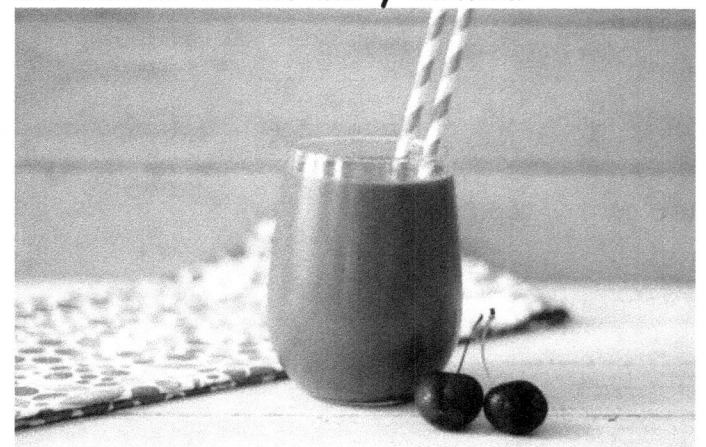

Porciones: 2

Ingredientes :
1 taza de cerezas deshuesadas congeladas
1/4 taza de nueces de macadamia crudas
1/2 plátano, cortado en trozos
1/4 taza de bayas de goji secas
1 cucharadita de extracto puro de vainilla
1 taza de agua
6 a 8 cubitos de hielo

Direcciones:
Coloque todos los ingredientes excepto el helado en una licuadora y procese hasta que quede suave y cremoso. Agrega el hielo y procesa nuevamente. Beber helado.

Nutrición
Calorías 120
Grasa 0,5 g
Carbohidratos 25g
Proteína 11g

87. con goji y chía

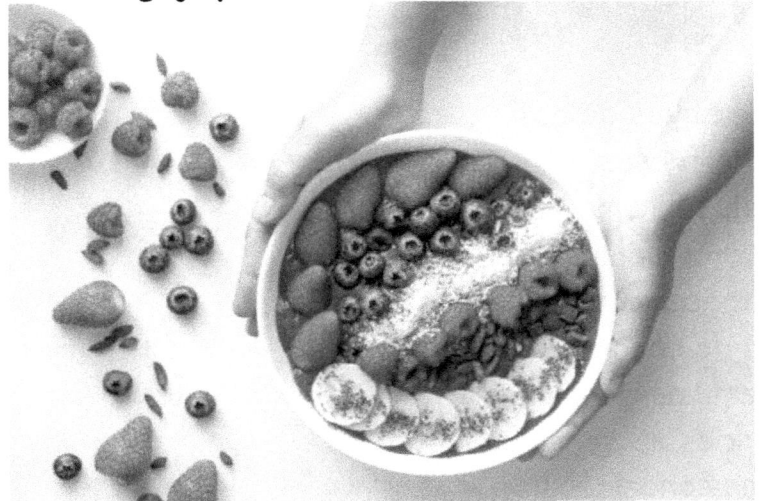

Porciones: 2

Ingredientes
1 cucharada de bayas de goji
1 cucharadas de fresas
Trozo de canela en rama de 1 pulgada
2-4 cucharadas de semillas de chía
1 cucharada de aceite de coco
16 onzas. agua de coco
1/3 taza de semillas de cáñamo
2-3 hojas grandes de col rizada
1 taza de bayas congeladas
½ plátano congelado

Direcciones
Coloque las bayas de goji, la canela y las semillas de chía en su licuadora y agregue suficiente agua de coco para cubrir bien. Dejar en remojo durante unos 10 minutos.
Coloque el agua de coco restante y los ingredientes en la licuadora y procese en la configuración de batido adecuada, agregando líquido adicional (agua de coco, agua o leche de nueces) para obtener la consistencia deseada.

Nutrición
Calorías 155
Grasa Total 25,95g
Carbohidratos Totales 52g
Proteína 37,25g

88. Batido De Frutas Y Coco

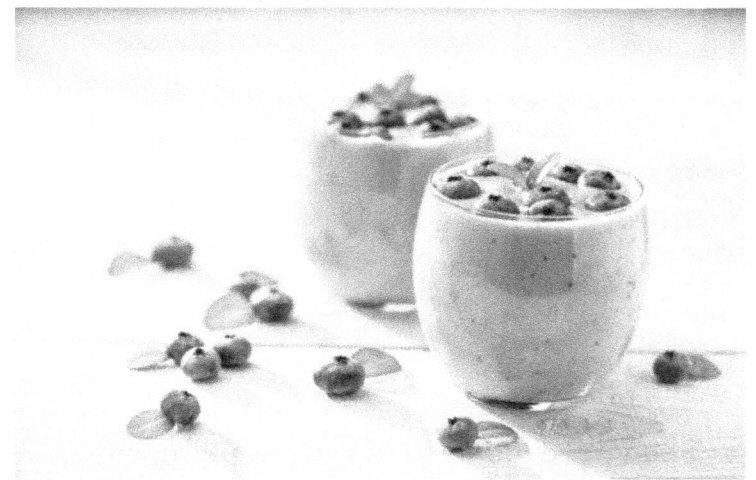

Porciones: 4

Ingredientes
1 bolsa de 10 onzas de arándanos congelados u otra fruta
3 plátanos maduros
1 taza de yogur natural
1 taza de leche de coco sin azúcar
1 cucharada de miel cruda

Direcciones:
En una licuadora, haga puré los arándanos, los plátanos, el yogur, la leche de coco y la miel.
Atender.

Nutrición
Calorías: 140
Carbohidratos: 28g
Proteína: 1g
Fibra: 2g

89. Batido para dormir

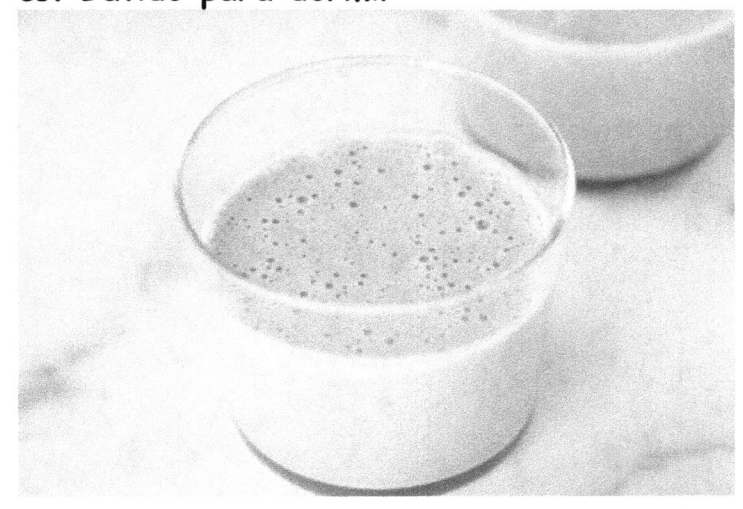

Porciones: 2

Ingredientes:

2 tazas de espinacas tiernas

1 taza de leche de almendras

1 taza de té de manzanilla preparado (frío)

1 plátano

1 cucharadita de miel

Direcciones:

Coloque todos los ingredientes en una licuadora y haga puré.

Nutrición

Calorías: 163

Grasa Total: 5g

Carbohidratos: 29g

Proteína: 3g

90. Batido de éxito

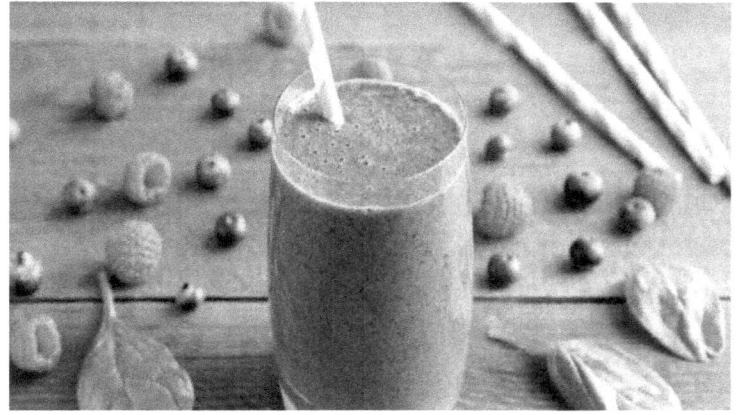

Porciones: 2

Ingredientes :
1 taza de fresas, en rodajas
1 taza de arándanos
½ plátano, en rodajas
1 cucharadita de linaza molida
1 puñado de espinacas
1 cucharada de maca en polvo
¼ de taza de jarabe de arce o disfrútelo sin

Direcciones:
¡Licúa todo y disfruta!

Nutrición
Calorías 45
Grasa Total 0g
Carbohidratos Totales 10g
Proteína 1g

91. verde y batido de higos

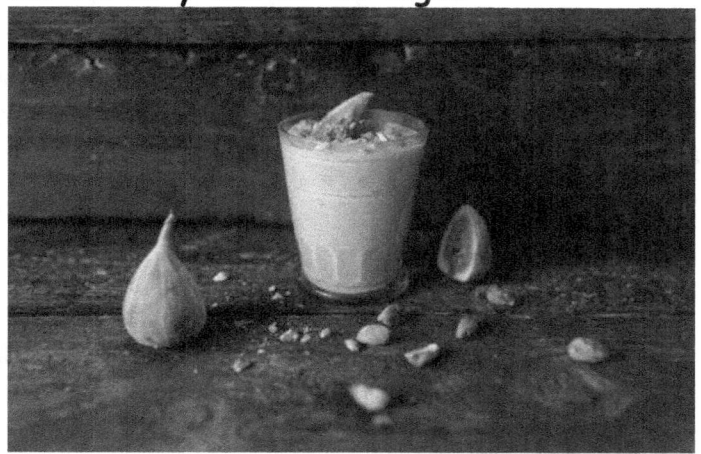

Porciones: 2

Ingredientes :
2,5 onzas de espinacas tiernas
1½-2 tazas de agua
1 pera
2 higos remojados en agua o 3 higos frescos

Direcciones:
Haga puré las espinacas con 1½ tazas (300 ml) de agua.
Cortar la pera, añadirla junto con los higos y volver a hacer puré.
Agrega más agua para encontrar la consistencia adecuada para tu Smoothie.

Nutrición
Calorías: 280
Grasa: 9g
Carbohidratos: 52g
Fibra: 12g
Proteína: 5g

92. Batido de kiwi para el desayuno

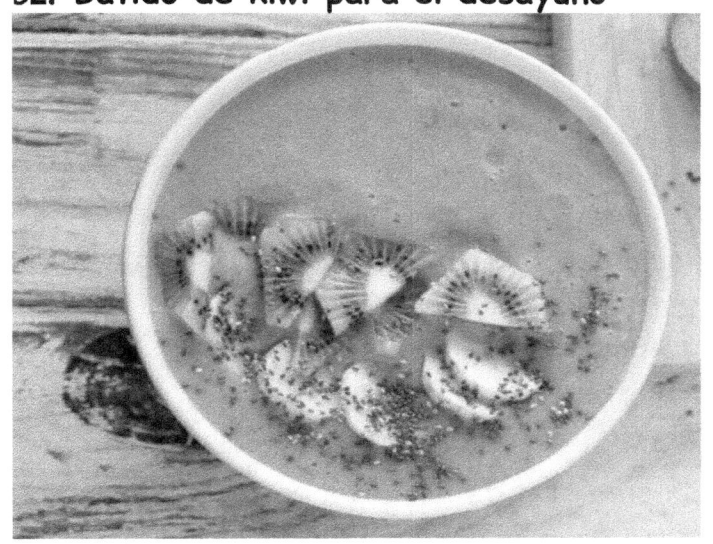

Porciones: 2

Ingredientes :
1 pera
2 ramas de apio
½ plátano
2 kiwis verdes o dorados
1 cucharada de agua
½ cucharadita de jengibre molido

Direcciones:
Corta las peras, el apio y uno de los kiwis en trozos grandes y licúa en una licuadora con 1 cucharada de agua hasta que quede suave.
Cubra con el otro kiwi cortado en trozos y el jengibre molido.

Nutrición
Calorías por porción: 226
Grasa Total 4,3g
Carbohidratos totales 42,7 g
Proteína 8,5g

93. de moras e hinojo

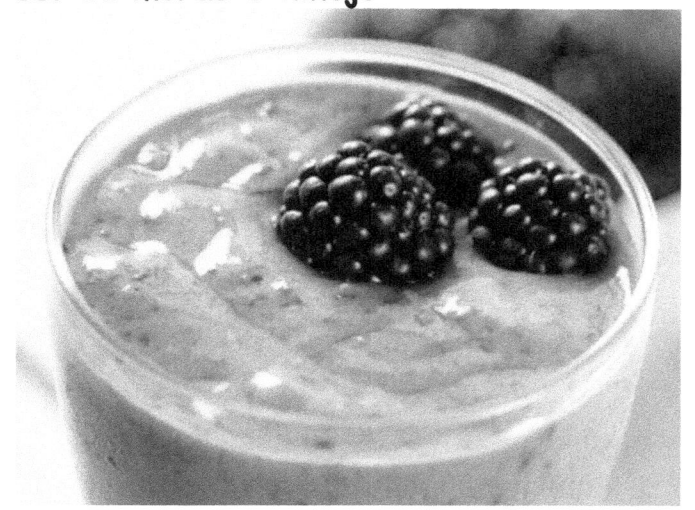

Porciones: 2

Ingredientes :
1 manzana (sin corazón y picada)
½ hinojo picado
¼ taza de agua
1 cucharada de maca en polvo
½ taza de moras

Direcciones:
Cortar la manzana y el hinojo en trozos y hacer puré con agua en una licuadora. Agregue agua hasta obtener la consistencia deseada.
Sirva adornado con moras.

Nutrición
Calorías 141
grasa 1g
Carbohidratos 23g
Proteína 3g

94. Batido de calabacín, pera y manzana

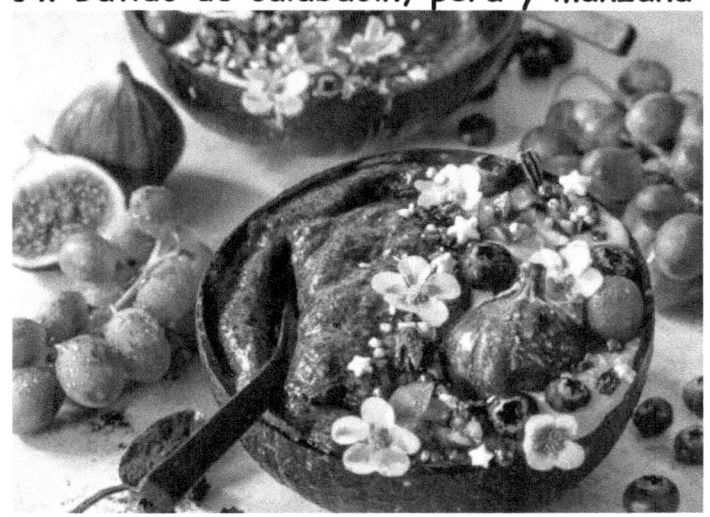

Porciones: 2

Ingredientes :
½ calabacín
1 pera
1 manzana
opcional: canela en polvo y jengibre molido

Direcciones:
Corte los calabacines y las peras en trozos grandes y haga puré en una licuadora.
Agrega la manzana, córtala en trozos grandes y continúa licuando hasta que quede suave. Agregue agua hasta obtener la consistencia deseada.
Sirve y espolvorea con canela y jengibre molido.

Nutrición
Calorías 253
Grasa 4,7 g
Carbohidratos 45,4g
Proteína 12,6g

95. Batido de aguacate y frutos rojos

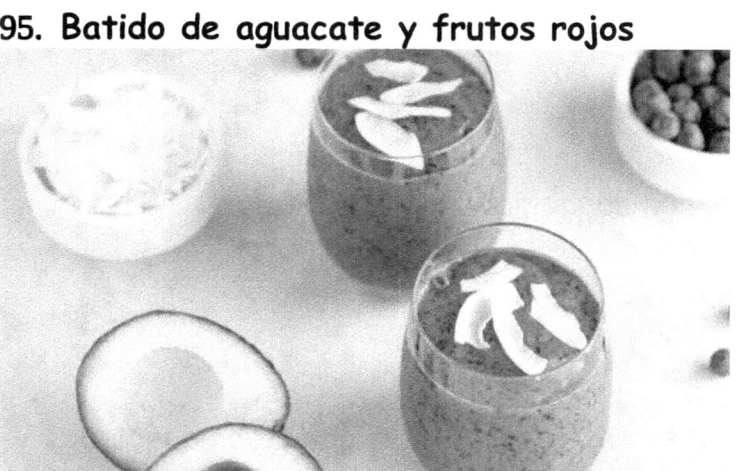

Porciones: 2

Ingredientes :
1 aguacate
1 taza de arándanos congelados es lo mejor
1 cucharada de proteína en polvo
1 ½ tazas de agua

Direcciones:
Corta los aguacates en trozos y los arándanos congelados y licúa.
Agregue agua y de 7 a 10 cubitos de hielo hasta obtener la consistencia deseada.
Adorne con coco rallado.

Nutrición
Calorías: 283
Carbohidratos: 42g
Proteína: 6g
Grasa: 13g

96. Batido verde potente

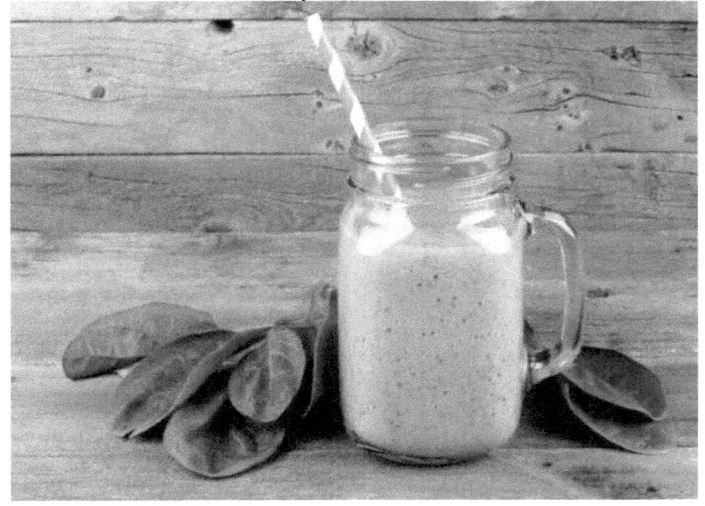

Porciones: 2

Ingredientes :

1 manojo de col rizada

½ pepino

4 ramas de apio

1/3 de bulbo y tallo de hinojo

1 manzana verde

1 manzana fuji

1 pera

½ limón

Perilla de jengibre de 1 pulgada (rallada)

Direcciones:

Licue todos los ingredientes para combinarlos y agua hasta obtener la consistencia deseada.

Nutrición

Calorías: 7 3

Carbohidratos: 53g

Proteína: 5g

Grasa: 13g

97. Batido de chupete estomacal

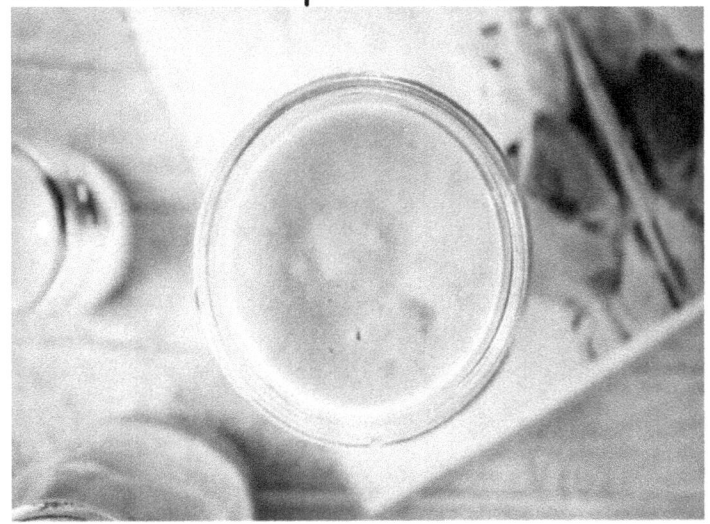

Porciones: 2

Ingredientes :

1 cabeza pequeña de hinojo

2 tallos de apio

1 puñado de menta

1 manojo de perejil de hoja plana

½ manzana verde

2 jugo de limones

Direcciones:

Licue todos los ingredientes para combinarlos y agregue agua si es necesario.

Nutrición

Calorías: 140

Proteína: 5g

Carbohidratos: 18g

Grasa: 4g

98. Batido de refuerzo inmunológico

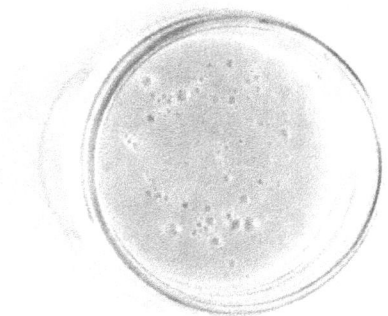

Porciones: 2

Ingredientes :

½ pepino

2 ramas de apio

Un puñado de espinacas

1 manzana

½ limón

1 pizca de gengibre

Direcciones:

Licúa todos los ingredientes para combinarlos. Disfrutar.

Nutrición

Calorías: 112

Carbohidratos: 22g

Proteína: 3g

Grasa: 3g

99. Batido de bebida ultrafresca

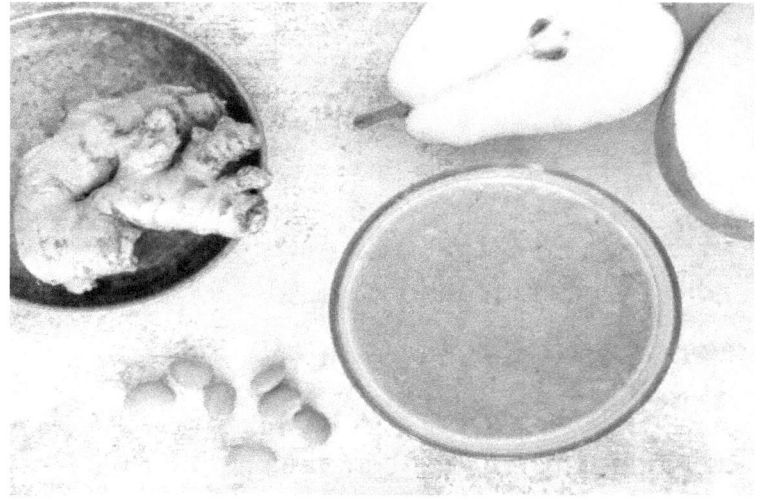

Porciones: 2

Ingredientes :

8 kiwis

3 manzanas verdes

1/3 pepino

1 pulgada de jengibre fresco (rallado)

Un puñado de menta fresca

Direcciones:

Mezcla todos los ingredientes para combinarlos. Disfrutar.

Nutrición

Calorías 48

Carbohidratos 12g

Grasa 0g

Proteína 1g

100. Batido detox de tomate

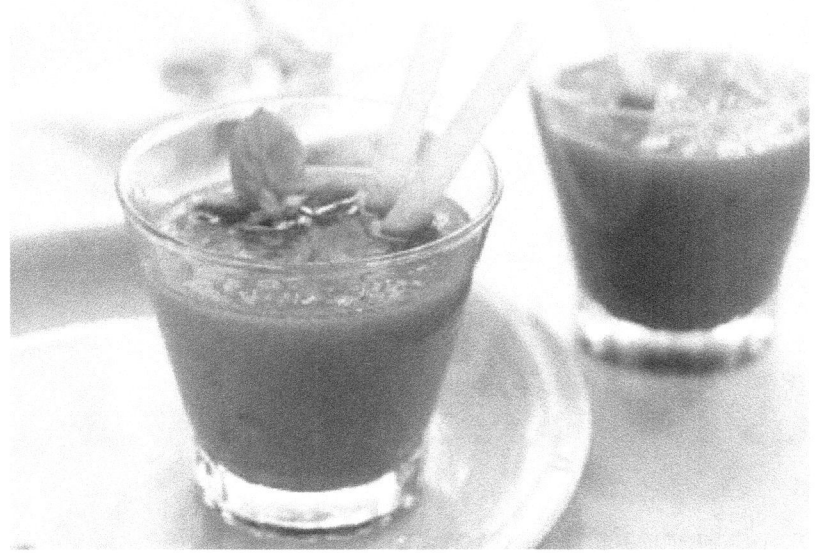

Porciones: 2

Ingredientes :

1 pepino

1 tallo de apio

1 puñado de perejil

2 limones meyer

2 tomates

Perilla de jengibre de 1 pulgada

Direcciones:

Licúa todos los ingredientes para combinarlos. Agregue agua si es necesario.

Nutrición

Calorías: 83

Carbohidratos: 17g

Proteína: 5g

Grasa: 1g

CONCLUSIÓN

¡Ahí tienes!

Debido a que la MAYORÍA de estos batidos tienen menos de 100 calorías por porción, querrás combinarlos con algo sólido que requiera masticarse y que sea crujiente, como manzanas, apio, pepino y cualquier cosa similar. Disfrute de estos batidos, ya que tienen un alto contenido de antioxidantes e incluyen algunos superalimentos excelentes.

www.ingramcontent.com/pod-product-compliance
Lightning Source LLC
Chambersburg PA
CBHW050348120526
44590CB00015B/1613